痩せるズボラ飯

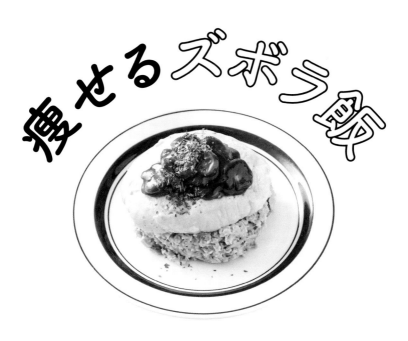

じゅん

KADOKAWA

はじめに

はじめまして。じゅんです。

ダイエット指導者として活動しながら、
SNSを通じてダイエットに役立つ簡単レシピを発信しています。
そのレシピを、今回はじめて書籍化することになりました。

レシピを紹介する前に、なぜ僕が"痩せるズボラ飯"を考案するに至ったのか、
その経緯をお話しさせてください。

僕は、これまで多くの方にダイエット指導をしてきました。
その中でとりわけ多く聞かれたのは、
　「食事改善が必須って聞くけど、何を食べたらいいか分からない」
　「ダイエット飯って美味しくなくて続かない」
　「普段忙しくて自炊する気力がない」
というお悩みでした。

ダイエットにおいて食事改善は最重要事項なのですが、
このようなお悩みが原因でうまくいかなくなってしまうのです。

そこで、これらの問題を解決するために、
　・多忙な人でも簡単に作れる
　・最低限の栄養素を確保できる
　・毎日食べても苦にならない美味しいダイエット飯
をコンセプトに、"痩せるズボラ飯"というネーミングで
毎日レシピを発信するようになりました。

実際にレシピを参考にしていただいた方からは、
「体重が順調に減っている」
「食事が楽しくなった」
「疲れていてもパパッと作れるから暴食の頻度が減った」
などの嬉しいお声をいただいています。

最近では、料理家さんや医師の方が提唱するダイエットレシピも多くあります。
ですが、その大半は低カロリー・低糖質のみにフォーカスされ、
その他の栄養素（タンパク質、良質な脂質、ビタミン・ミネラル）が
欠けていることに、僕は疑問を持っています。

たしかにカロリーが低いと短期的に体重は落ちると思います。
ただ、同時に筋肉量も減って代謝が落ちるため、
長期的にみると、「痩せるつもりが逆効果」といったことになりかねません。

"痩せるズボラ飯"は、
ダイエット指導の現場で得た知見をレシピに落とし込み、
健康的に痩せていくことができるダイエット飯を目指しています。

普段、特に食事に気を使っていない方であれば、
1食を"痩せるズボラ飯"に置き換えるだけでも
ダイエットに好影響をもたらすはずです。

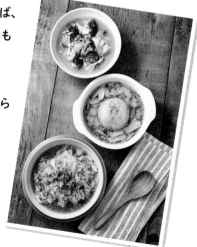

あまり深くは考えず、ぜひ気になるレシピから
試してみてください。

本書がみなさんのダイエットライフを
後押しできたら幸いです。

目次

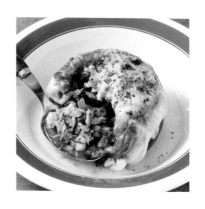

おなかも心も 満足感ハンパない主食たち

Part 1

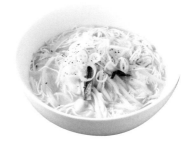

Part 2　プラス1品　タンパク源

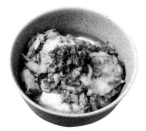

Part 3 プラス1品 野菜・きのこ、スープ

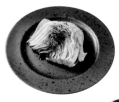

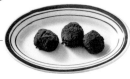

Part 4 罪悪感のない 幸福度高めのデザート・おやつ

Part 5 7分以下でできるズボラ弁当

Part 6 手軽にカロリーコントロールできるミールプレップ

本書の決まり

- 大さじ1は15ml、小さじ1は5mlです。
- カロリー表示は特に指定がない場合、1人分の値です。食材の個体差によって多少異なりますので、あくまでも目安として参考にしてください。主に、「日本食品標準成分表2020年版(八訂)」を用いて計算しています。
- カロリー表示はスープやタレ、ソースもすべて食べきった場合の値です。
- 特に指定がない場合、缶詰類の油や汁を切る、豆腐の水を捨てる、野菜を洗う、きのこの石づきを取るなどの工程は省略しています。
- 時計アイコンは調理時間の目安を示しています。材料を準備する時間は含まれていません。
- p124〜128のスープジャーは、350〜380ml容量のものを使用しています。

材料について
- 卵はMサイズを使用しています。
- スライスチーズはとろけるタイプ、パセリは乾燥パセリを使用しています。
- 牛乳は低脂肪乳、豆乳は調整豆乳、バターは有塩バター、ツナ缶はノンオイルタイプ、マヨネーズはカロリーカットタイプのものを使用しています。
- めんつゆは3倍濃縮タイプ、しょうゆは濃口しょうゆを使用しています。
- 材料の市販品は2021年5月時点で販売しているものを使用しており、内容量や販売期間が変更される場合があります。また、店舗により取り扱いのない場合もあります。

加熱時間について
- レンジの加熱時間は600W、トースターは1000Wの場合の目安です。機種や食材によって様子を見ながら調整してください。
- コンロの火加減は特に指定がない場合、中火で調理しています。火の通りを見ながら調整してください。

確実に 負担なく 体重が落ちる！ 痩せるメソッド

"痩せるズボラ飯"によるダイエット効果を
より発揮するために、痩せるメソッドをご紹介します。

最近、巷では糖質制限や脂質制限、
○○だけ食べる、○時以降は食べないダイエットなど
食事制限によるダイエット法が溢れていますよね。

しかし、極端な食事制限は
「痩せにくく太りやすい体」をつくってしまいます。
大前提として、ダイエットで大切なのは
食事制限ではなく、食事改善だということを覚えておきましょう。

長期的な目で見て、健康に、きれいに痩せていくために、
まずはこのメソッドで
「何を、どれだけ、どんなバランスで食べればよいか」を理解し、
そのあと、実際にレシピを参考に食事をしてみてください。

痩せる理由が分かっていると、
確実にダイエットがよりよい方向へ加速していきます。

僕が推奨するダイエット法は、ずばり **マクロ管理法** です！

私たちの体には、マクロ栄養素（三大栄養素）と呼ばれる、
タンパク質、脂質、炭水化物（糖質）が必要不可欠です。

マクロ管理法とは、自分の消費カロリーに合わせて
そのマクロ栄養素を適切なバランス量で摂取する食事法のこと。
認知度は低いですが、ダイエット業界では常識的な食事管理法です。

p10〜15で説明する5つのステップで
簡単に**あなた専用の適切摂取分量**※を導き出すことができます。
あなたはその数字を目安に食事をしていくだけ。

運動や食事時間、食事回数に関した決まりごとは一切なく、
NG食品もありません。
**コンビニごはんも、おやつタイムも、遅い時間の夜ごはんも、
今の生活リズムを無理に変える必要はないのです。**
ただ、栄養成分表示や食材を、これまでより少し気にしてみてください。
それだけで、いつの間にか食事管理が習慣化され、
気がついたらダイエットに
成功しているはずです。

※アメリカでポピュラーな MD Mifflin の式を用います。

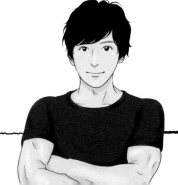

9

マクロ管理法の 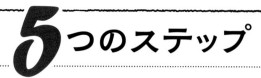5つのステップ

 STEP 1 基礎代謝を知る

基礎代謝とは、体温を維持したり呼吸をしたりする、生命維持のために必要な最低限のエネルギーのこと。極端にいえば、運動をしないで1日中寝ていても消費するエネルギーだと考えられます。この基礎代謝は、性別、体重、身長、年齢によって変わります。あなたの基礎代謝を計算してみましょう。

基礎代謝の算出方法

男性

$$10 \times \boxed{} \text{(kg)} \quad + \quad 6.24 \times \boxed{} \text{(cm)} \quad - \quad 5 \times \boxed{} \text{(歳)} \quad + 5$$

$$= 基礎代謝 \boxed{} \text{(kcal)}$$

女性

$$10 \times \boxed{} \text{(kg)} \quad + \quad 6.24 \times \boxed{} \text{(cm)} \quad - \quad 5 \times \boxed{} \text{(歳)} \quad - 161$$

$$= 基礎代謝 \boxed{} \text{(kcal)}$$

ゆきえさんの場合

体重 10×60 (kg)	身長 6.24×157 (cm)	年齢 5×30 (歳) -161
600	**979.68**	**150**

プロフィール
性別：女性
年齢：30歳
身長：157cm
体重：60kg

= 基礎代謝 **1268.68** (kcal)

つまり、ゆきえさんは仕事や家事をしなくとも、1日に約1269kcal消費する。

10

1日の総消費カロリーを知る

私たちは日々、仕事や家事など、何かしらの身体活動を行っています。その活動するためのエネルギーをSTEP1で求めた基礎代謝に加算したものが、1日の総消費カロリーです。もちろん、活動の内容によって消費するエネルギー量は異なります。身体活動レベルを3段階に分けて考えてみましょう。

1日の総消費カロリーの算出方法

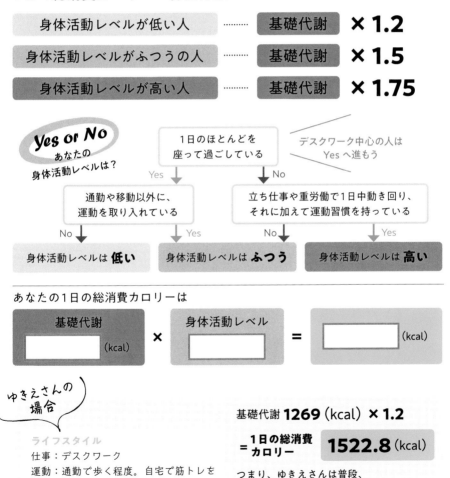

身体活動レベルが低い人	………	基礎代謝	× 1.2
身体活動レベルがふつうの人	………	基礎代謝	× 1.5
身体活動レベルが高い人	………	基礎代謝	× 1.75

Yes or No
あなたの
身体活動レベルは？

1日のほとんどを座って過ごしている

デスクワーク中心の人はYesへ進もう

Yes → 通勤や移動以外に、運動を取り入れている
No → 立ち仕事や重労働で1日中動き回り、それに加えて運動習慣を持っている

No → 身体活動レベルは **低い**
Yes → 身体活動レベルは **ふつう**
No → 身体活動レベルは **ふつう**
Yes → 身体活動レベルは **高い**

あなたの1日の総消費カロリーは

基礎代謝 ☐ (kcal) × 身体活動レベル ☐ = ☐ (kcal)

ゆきえさんの場合

ライフスタイル
仕事：デスクワーク
運動：通勤で歩く程度。自宅で筋トレをしようと思うが、いつも続かない。

基礎代謝 **1269** (kcal) **× 1.2**

= 1日の総消費カロリー **1522.8** (kcal)

つまり、ゆきえさんは普段、1日に約1523kcal消費している。

STEP 3 1日の総摂取カロリーを知る

理論上、私たちが痩せるには次の2つの方法があります。

①今よりも運動量を増やして摂取カロリー以上にカロリーを消費する

②食事管理によって消費カロリーよりも摂取カロリーを抑える

マクロ管理法では②の方法でアプローチしますが、極端なカロリー制限は逆効果。摂取カロリーが不足すると、少ないエネルギーで活動しようとして基礎代謝が低下します。いわゆる省エネモードになり、痩せにくい体をつくってしまうのです。体に負担をかけず、きれいに痩せるためには、総摂取カロリーを総消費カロリーの8割に抑えましょう。

慣れてきたら徐々に運動を取り入れて、①の方法にも挑戦してみてください。

1日の総摂取カロリーの算出方法

きれいに痩せたいあなたの1日の総摂取カロリーは

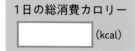

× 0.8 =

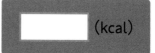

Point

スタイルをキープしたい場合は1.0、トレーニングと合わせて筋肉をつけ、体を大きく見せたい場合は1.2をかけます。目的別の総摂取カロリーが算出できます。

ゆきえさんの場合

目標
一時的に痩せるのではなく、確実に体重を落としていきたい。

1日の総消費カロリー **1523** (kcal) **× 0.8**

= **1日の総摂取カロリー** **1218.4** (kcal)

つまり、ゆきえさんは、
1日約1218kcalを目安に食事すれば痩せる。

総摂取カロリーから マクロ栄養素の摂取量を割り出す

STEP3で、きれいに痩せるための総摂取カロリーを知ることができましたが、もちろん、お菓子やジャンクフードですべてを満たしていいということではありません。その数値内でバランスよく栄養素を摂ることが大切です。では、理想的な摂取量を計算してみましょう。

マクロ栄養素摂取量の算出方法

タンパク質(g) 体重×1.0〜1.5
(トレーニングをしている場合は2.0) ◀ ×4でカロリー換算

脂質(kcal) 1日の総摂取カロリー×0.2〜0.25 ◀ ÷9でグラム換算

炭水化物(kcal) 1日の総摂取カロリー
−(タンパク質(kcal)＋脂質(kcal)) ◀ ÷4でグラム換算

あなたが摂取すべきマクロ栄養素は

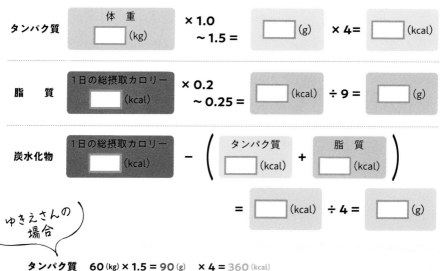

タンパク質 体重 ☐ (kg) ×1.0〜1.5 = ☐ (g) ×4= ☐ (kcal)

脂質 1日の総摂取カロリー ☐ (kcal) ×0.2〜0.25 = ☐ (kcal) ÷9 = ☐ (g)

炭水化物 1日の総摂取カロリー ☐ (kcal) −(タンパク質 ☐ (kcal) ＋ 脂質 ☐ (kcal))
= ☐ (kcal) ÷4 = ☐ (g)

ゆきえさんの場合

タンパク質	60 (kg) × 1.5 = 90 (g)	× 4 = 360 (kcal)
脂質	1218 (kcal) × 0.2 = 243.6 (kcal)	÷ 9 = 27.07 (g)
炭水化物	1218 (kcal) − (360 (kcal) + 243.6 (kcal)) = 614.4 (kcal)	÷ 4 = 153.6 (g)

つまり、ゆきえさんは1日にタンパク質を90g、脂質を27g、
炭水化物を154gを目安として、食事管理すればきれいに痩せる。

マクロ栄養素の摂取量を参考に食事する

きれいに痩せるために必要な総摂取カロリー、そのマクロ栄養バランスが分かれば、あとはそれを目安に食事管理を実践するのみ。

仕事や家事の忙しさで消費カロリーは日によって変わり、摂取カロリーも食材の個体差によって栄養素の含有量にはばらつきがあります。数値はあくまでも目安であることを心がけ、1週間を通して平均的にクリアすることを目標にしましょう。

鶏むね肉、鶏ささみ、ツナ、さば、さんま、卵、豆腐など、高タンパクの食材を積極的に選びましょう。腸内環境を整える、キムチなどの発酵食品もおすすめです。

本書のレシピは、マクロ栄養素のカロリーを表示しています。

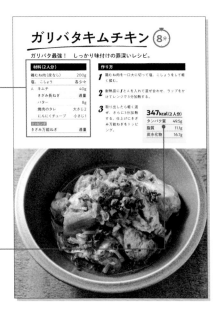

マクロ栄養素の食事管理に慣れてきたら、塩分にも気をつけましょう。塩分摂取量の基準は、厚生労働省の「日本人の食事摂取基準(2020年版)」によると、1日当たり男性7.5g、女性6.5g未満とされています。

"痩せるズボラ飯"は食べごたえを追求して、しっかりした味付けにしています。食事を見直していくうちに、味が濃いと感じるようになるかもしれません。それは、味に敏感になり、味覚が適正化されたよい効果ですから、自身の味覚に合わせて調整してください。市販のサラダチキンは低カロリーですが、実は塩分量が多いので頼りすぎには要注意です。蒸し鶏に置き換えるなど、工夫していきましょう。

今まで、食事は基本的にコンビニごはん。朝はパン、お昼はサンドウィッチやパスタ、夜はお弁当を買っていました。これからは、きれいに痩せるために必要なカロリーを意識して、できる範囲で自炊することにしました。

1日の食事例

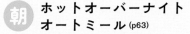

朝 ホットオーバーナイト
オートミール (p63)

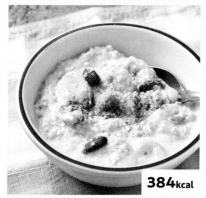

384kcal

昼 オートミールの
韓国風クッパ (p36)

焼かない出汁巻き卵 (p78)

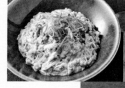

241kcal

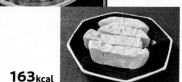

163kcal

夜 ぶっかけそうめん (p44)

ヤンニョム
ツナピーマン (p95)

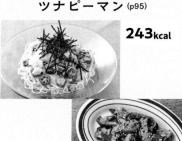

243kcal

121kcal

この日の総摂取カロリー・
マクロ栄養素の摂取量は

1152kcal

タンパク質	90.4g
脂質	36.2g
炭水化物	124.3g

マクロ管理法で算出した数値は、あくまでも理論上の数値であり、目安です。実際の数値とは異なる場合がありますので、体重の変動や体調の変化などを考慮しながら、最適な数値を探っていきましょう。

ダイエットのお悩み Q&A

「これってどうなの？」という、お悩みや質問にお答えします。
不安点を解決して、楽しく前向きにダイエットに取り組みましょう。

Q マクロ管理法によるダイエットは、
始めてからどれくらいで効果が出るの？

A 個人差はありますが、3か月くらいで見た目に変化があったり、
動きが軽くなったり、何かしら効果を体感できる方が多いです。

Q とりあえずオートミールを食べていれば
栄養は足りてる？

A オートミールは様々な栄養素を含みますが、主に炭水化物です。タンパク質や脂質は別の食材から摂るようにしましょう。

Q 食べすぎた翌日の調整方法は？

A 調整しようとして摂取カロリーを抑えると、かえって食生活が乱れる要因になります。食べすぎた翌日は、元の食事内容に戻すことを心がけてください。

Q 断食すれば痩せる？

A ダイエット目的での断食はおすすめしません。消化器官を休めて腸内環境を整える効果は見込めますので、正しい方法で取り入れるのであれば推奨します。

Q ダイエットに間食はNG？

A スナック菓子ばかり食べてカロリー過多になることは避けなければいけませんが、間食自体はNGではありません。食事回数を増やすことで暴食を防げることもあります。

Q フルーツって太るの？

A 果物に含まれる果糖は太りやすいという話もありますが、どんな食材も食べすぎなければ問題ありません。果物はビタミンが豊富なので100gくらいを目安に食べましょう。

Q 夜ごはんは遅い時間に食べないほうがいいの？

A マクロ管理法では、食べる時間帯に制限はありません。ただし、睡眠の質をよくするために、就寝2〜3時間前までには食事を済ませるとよいでしょう。

Q 痩せたければお酒はやめたほうがいいの？

A やめることがストレスになるようなら、無理してやめなくても大丈夫。気をつけたいのは、お酒を飲むことで食欲が高まり、高カロリーなものを食べてしまうことです。まずは太りにくいお酒、太りにくいおつまみに変えてみましょう。

痩せるズボラ飯4か条

① ズボラに徹すべし

本書レシピの多くは、鍋やフライパンを使わずに作れます。
はじめから料理を盛り付ける器※で調理すれば、
食器以外の洗い物はゼロなんてことも。

※レシピの作り方では「耐熱皿」または「器」と表記しています。
　分量に合わせて、深めの器を使いましょう。

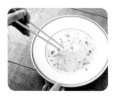

② 材料の置き換えでカロリーカットすべし

本書では砂糖の代わりに「ラカントS」を使用しています。
白米はオートミールや玄米に、パスタや中華麺はとうふそうめん風に。
こうした材料の置き換えで
がっつり食べごたえある低カロリーの
ダイエット飯が実現しています。

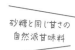

砂糖と同じ甘さの
自然派甘味料

③ 固形スープの素は袋の上から砕くべし

フリーズドライのスープの素は、
溶けやすいように粉状にして入れます。
開封せず、袋のまま押しつぶすと、
簡単に砕くことができます。

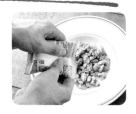

④ トッピングで満足度を上げるべし

紹介するレシピの多くは、パセリやきざみねぎ、
輪切り唐辛子などをトッピングして仕上げています。
見栄えが格段によくなり、風味もアップ！
丁寧に仕上げることで、早食い防止にもつながります。

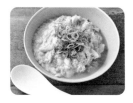

おなかも心も
満足感ハンパない
主食たち

「主食は太る」は大間違い！
我慢しないで食べられる主食をご紹介します。
"さっぱり"も"こってり"も"甘辛"も……
バラエティに富んだ40品のレシピを大放出！
あなたの食べたいものがきっと見つかるはず。

痩せるカルボ飯 ⏱ 3分

半熟卵×とろ〜りチーズの最強タッグ。

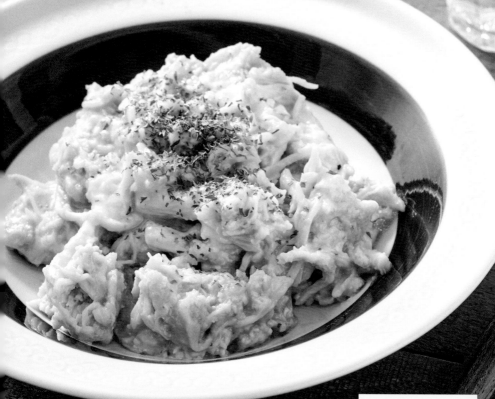

392kcal

タンパク質	36.7g
脂質	17.3g
炭水化物	25.5g

材料（1人分）

A	オートミール	30g
	豆乳	70g
卵		1個
スライスチーズ		1枚
B	ほぐしサラダチキン	80g
	にんにくチューブ	適量
	ブラックペッパー	適量
鶏ガラ粉末		3g

トッピング

パセリ	適量

作り方

取り出したら混ぜる

1

耐熱容器にAを入れて、ラップをかけずにレンジで加熱する。

1分半

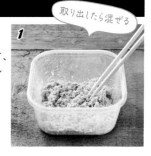

2

ボウルに卵を入れて溶き、スライスチーズを適当にちぎって加えておく。

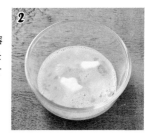

3

熱したフライパンにオリーブオイル（分量外）をひいて拭き、Bを入れて炒める。

中火

4

1と鶏ガラ粉末を加えて全体が混ざるまで炒める。

端に流し入れて火が通りきる前にさっとかき混ぜる

5

火を弱め、**2**を流し入れる。卵液が半熟の手前くらいになったら、全体と混ぜ合わせる。

弱火

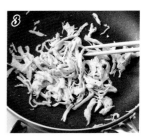
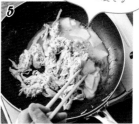

Point

卵を半熟に、チーズをとろ～り濃厚にするコツは、**2**をフライパンの端に入れて少し火を通してから全体と混ぜ合わせること。上からかけてすぐに全体を混ぜると、炒り卵のような状態になってしまいます。

仕上げ　卵液が全体に絡んだらすばやく器に盛りつけ、パセリをトッピング。

オートミールの
トマトリゾット （4分）

アレンジ自在！　基本のトマトリゾット。

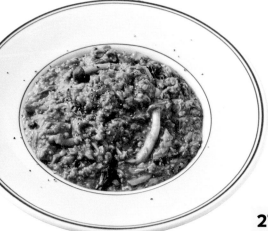

材料（1人分）

A	オートミール	30g
	ツナ缶	1缶（70g）
	冷凍ほうれん草、しめじ	各適量
	トマトジュース（無塩）	200g
	顆粒コンソメ	小さじ1
スライスチーズ		1枚

トッピング

ブラックペッパー	適量

作り方

1 耐熱皿にAを入れ、ラップをかけてレンジで2分加熱する。

2 スライスチーズをちぎってのせてレンジでさらに1分加熱し、軽く混ぜる。仕上げにブラックペッパーをトッピング。

273kcal ｜ タンパク質…23.4g　脂質…7.4g
｜ 炭水化物…32.5g

材料（1人分）

A	オートミール	30g
	豆乳	70g
B	絹豆腐	150g
	ボロネーゼソース（市販）	1袋
冷凍ほうれん草		適量
スライスチーズ		1枚

トッピング

ブラックペッパー	適量

作り方

1 耐熱皿にAを入れてレンジで1分20秒加熱し、Bを加えてかき混ぜる。

2 ほうれん草、スライスチーズの順にのせ、レンジでさらに3分加熱する。仕上げにブラックペッパーをトッピング。

オートミールの
ボロネーゼリゾット （5分）

ボリュームたっぷりで腹持ち抜群！

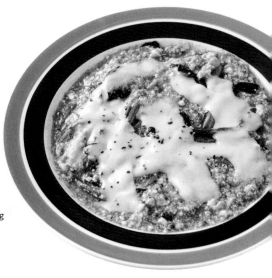

399kcal ｜ タンパク質…25.8g　脂質…16.9g
｜ 炭水化物…41.6g

オートミールの
きのこ和風リゾット （5分）

きのこの旨味たっぷりでやさしい味わい。ラー油で味変も◎

材料（1人分）

A	えのき、しいたけ	各適量
B	オートミール	30g
	白だし	大さじ1と1/2
	豆乳	150g
	ツナ缶	1缶（70g）

トッピング

C	きざみ万能ねぎ、	
	ブラックペッパー	各適量

作り方

1 耐熱皿に適当に切ったAを入れてレンジで1分加熱する。

2 Bを加えてレンジでさらに3分加熱する。

3 レンジから取り出したら混ぜ合わせ、仕上げにCをトッピング。

280kcal

タンパク質	22.7g
脂質	7.7g
炭水化物	32.5g

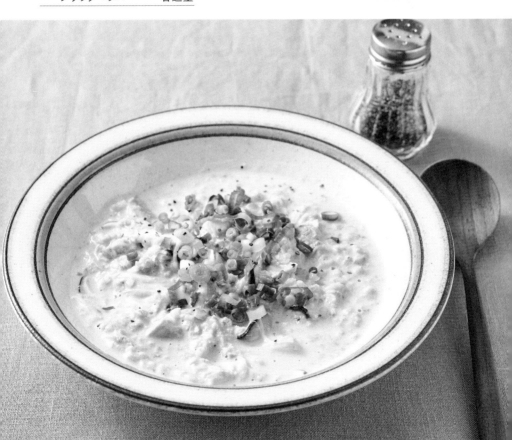

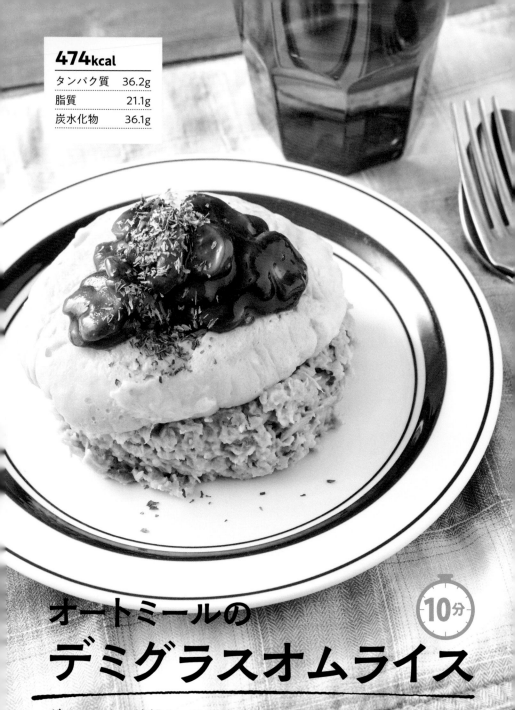

474kcal

タンパク質	36.2g
脂質	21.1g
炭水化物	36.1g

オートミールの
デミグラスオムライス

10分

ダイエッター待望！　ふわふわ卵の高タンパクオムライス。

材料（1人分）

A	オートミール	30g
	豆乳	70g
	顆粒コンソメ	3g
	ツナ缶	1缶（70g）
B	卵	2個
	豆乳	20g
	顆粒コンソメ	2g
	スライスチーズ	1枚
C	ケチャップ	大さじ1
	中濃ソース	大さじ1
	スライスマッシュルーム	適量

トッピング

パセリ	適量

作り方

1

耐熱容器にAを入れてレンジで加熱し、しっかりと混ぜる。

 2分半

オートミールライスのできあがり

2

ボウルにBを入れてかき混ぜる。

3

耐熱ボウルにラップを敷いて2を入れ、レンジで加熱する。

 30秒

小さくて深いボウルが◎

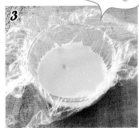

4

レンジから取り出したらスライスチーズをちぎって加え、軽く混ぜる。

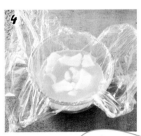

5

ラップで包み、様子を見ながら30秒ずつレンジで加熱し、好みの固さにする。

 30秒〜

ラップの端を集めてねじるように

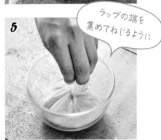

アレンジ

ソースにしめじや玉ねぎを加えて、具だくさんにしてもOK。ただし、中濃ソースやケチャップは糖質や塩分が高いのでたっぷりソースは要注意！

仕上げ 別の耐熱容器にCを入れて、レンジで30秒〜1分加熱したらソースのできあがり。器に1、5、ソースの順に盛りつけ、最後にパセリをトッピング。

25

オートミールの
和風チャーハン （3分）

塩昆布の塩気と旨味で味が決まる最高に美味しい一品。

材料(1人分)

A	オートミール	40g
	鶏ガラ粉末	小さじ1
	塩昆布	10g
	きざみ長ねぎ	適量
	ツナ缶	1缶(70g)
	ごま油	小さじ1
卵		1個

トッピング

いりごま	適量

作り方

1 耐熱皿にAを入れ、別の容器でしっかりと溶いた卵を加える。

2 ラップをかけてレンジで1分加熱する。

3 レンジから取り出したら素早く混ぜ、しっかりとほぐす。仕上げにいりごまをトッピング。

351kcal

タンパク質	26.1g
脂質	13.6g
炭水化物	33.9g

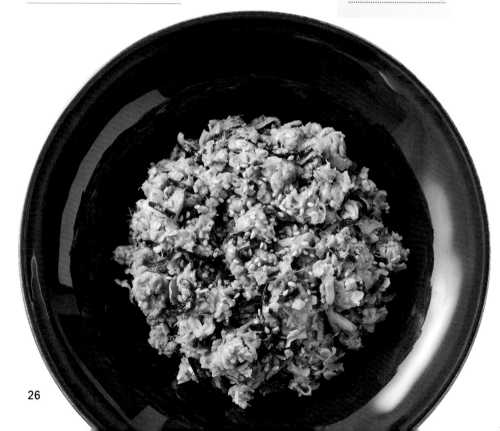

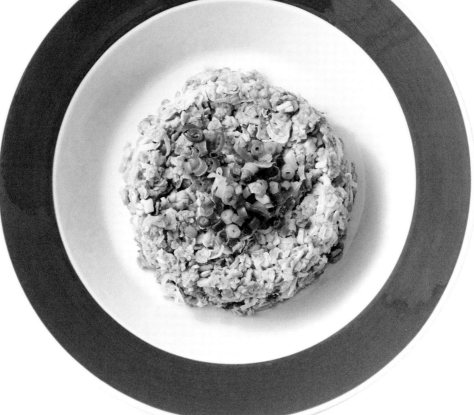

オートミールの
カニチャーハン ⏱3分

カニカマ侮るなかれ。これはまさしくカニチャーハン。

材料(1人分)

A	オートミール	30g
	きざみ長ねぎ	適量
	鶏ガラ粉末	小さじ1/2
	ごま油	小さじ1/2
	卵	1個
カニカマ		30g

トッピング

きざみ万能ねぎ	適量

作り方

1 耐熱皿にAと刻んだカニカマを入れてしっかりと混ぜ、ラップをかけてレンジで1分加熱する。

2 レンジから取り出したら混ぜ、さらにレンジで1分加熱する。

3 仕上げにきざみ万能ねぎをトッピング。

241kcal

タンパク質	14.7g
脂質	10.0g
炭水化物	25.7g

オートミールの
キムチチャーハン （5分）

炒めることで感動するほどお米なパラパラチャーハンに。

材料（1人分）

A	キムチ	20g
	チャーシュー	50g
B	オートミール	30g
	きざみ長ねぎ	適量
	塩、こしょう	各適量
	鶏ガラ粉末	小さじ1
	卵	1個

作り方

1 Aを刻み、Bといっしょにボウルに入れてしっかりとかき混ぜる。

2 熱したフライパンにごま油（分量外）をひいて**1**を炒める。全体に火が通ったら器に盛りつける。

327kcal

タンパク質	21.4g
脂質	16.5g
炭水化物	26.8g

アレンジ

チャーシューをツナ缶にしたり、具材はお好みでOK。キムチ抜きにする場合は鶏ガラ粉末を小さじ2にして調整してみて。

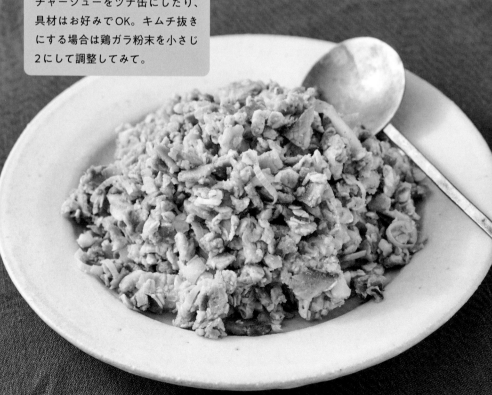

197　中国の社会系教科教育

定義

　中華人民共和国建立後，社会系教科の教科名・内容は大きく変容してきた。2016年から2021年現在まで，実行されている教科は次の通りである。

　　小学校：道徳と法治
　　中学校：道徳と法治，歴史，地理
　　高　校：思想政治，歴史，地理

　なお，上海市の中3と高3で別に「社会」も開設され，浙江省を始め若干の地域の中学校で総合的な社会科「歴史と社会」が設置されているところもある。

　「道徳と法治」と「思想政治」は「思政」，「政治」または「徳育」とも総称されてきたことがあるが，道徳，政治，経済，法律と哲学などの知識及び執政党の政治思想や施策の方針など幅広い内容の総合的教科で，日本の公民分野に近い。小学校の「道徳と法治」は，歴史と地理も含んでいるので，日本の小学校の社会科と道徳科を合わせたものともいえる。

社会系教科の変遷─公民分野を中心に─

　公民分野は，1949年の中華人民共和国建立初期，中等教育機関に設置された「時事政策」「中国革命常識」という教科名に典型的に表れているように，社会主義的イデオロギー教育を施す教科として編成された。その後，「政治」と総称され，小学校高学年でも設けられ，教育理念・目標・内容構成は変化してきたが，1978年の改革開放政策まではその基本的性格は変わらなかった。1978年以降，教科の総合化も含め，公民分野の教科名・内容が大きく変貌してきた。

　1980年代，小学校は「政治」を廃止し，「五愛」（祖国，人民，労働，科学，社会主義を愛する）を基本内容として，公徳教育，社会常識教育と政治常識教育を図る「思想品徳」に改編した。中学校の「思想政治」は「公民」に改称されたこともあった。

　1990年代，小学校は教育と生活との結合と，社会的実践力の形成を重視して歴史と地理を統合した「社会」を新設した。中学校は「公民」から「思想政治」という名称に戻ったが公民教育の内容は残った。小中高校とも「公民の品徳教育とマルクス主義常識教育及び社会科学常識教育を施す」という任務が明確にされ，教科の性格は政治性より道徳性が重視されるようになった。

　21世紀初期，総合性，多様性，選択性が導入した教育課程改革が行われ，小学校1～2年の「思想品徳」と「自然」は「品徳と生活」に，3～6年の「思想品徳」と「社会」は「品徳と社会」に再編された。内容構成は，社会環境，社会活動，社会関係の三要素から，個人，家庭，学校，地域社会，国家，世界に関するモラルと社会的知識・技能に再編されると共に，"徳目主義"から"生活主義"に転換された。中学校の「思想政治」は

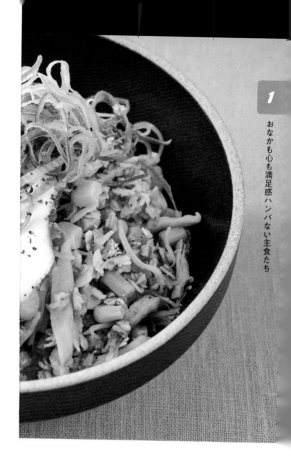

ス  5分

ラックペッパーがたまらない！

方

熱皿にAを入れて軽く混ぜ、レンジで2分半加する。

ンジから取り出しらかき混ぜて、仕ずにBをトッピング。

354kcal

タンパク質	32.3g
脂質	10.4g
炭水化物	36.5g

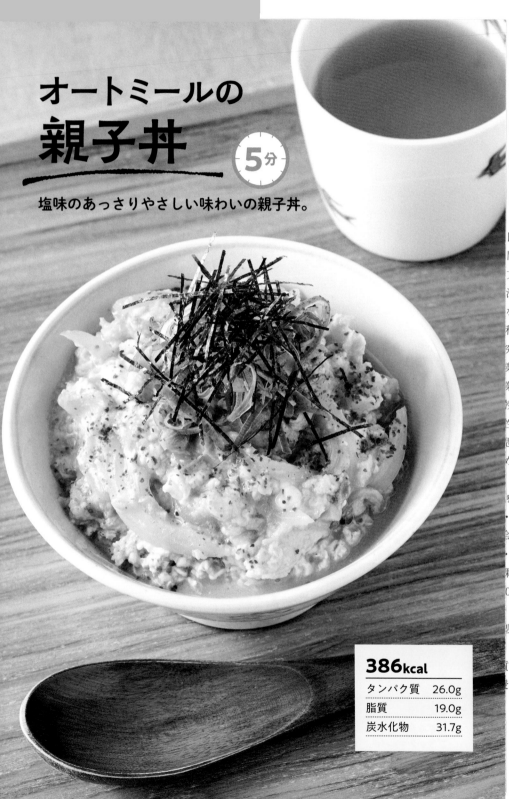

オートミールの親子丼

⏱ 5分

塩味のあっさりやさしい味わいの親子丼。

386kcal

タンパク質	26.0g
脂質	19.0g
炭水化物	31.7g

マートフォンの GPS を活用した地理学習モデルの開発などの研究も現れている。

課題

韓国の社会科教育研究は，1990年代の以後から研究主題と方法などが多様になり，研究の量と質が共に大きく発展してきたが，克服すべき課題も少なくない。

第1，外国の理論に頼ることから，韓国の教育状況を反映した独自的な理論の開発と実践への転換が求められる。第2，文献研究の比重を減らすと共に，研究方法論の改善と訓練を通して研究の全般的な質を高める必要がある。第3，他の教科とは異なる社会科の特性を反映した研究が求められる。第4，最近，教師の授業専門性の伸長を目的に行われている授業評価や授業コンサルティングの研究は，授業の標準化と画一化を招き，授業専門性の伸長という本来の効果を挙げ難いと思われる。教師の反省的実践の能力を高める方向へ研究が転換すべきである。

〈参考文献〉
・ 전숙자「社会科教育研究論文分析」『社会科教育学研究』(4)，2000
・ 이혁규「社会科教室授業研究の動向と課題」『社会科学教育研究』第 4 号，2001
・ 김영석「韓国社会科質的研究의 類型과 特徴」『社会科教育』50(4)，2011
・ 권오현「韓国の社会科授業方法論の特質と課題」『教育実践学としての社会科授業研究の探究』風間書房，2015

（権　五鉉）

材料（1人分）

A	オートミール	30g
	水	50g
B	卵	2個
	豆乳	大さじ1
	めんつゆ	大さじ1
	焼き鳥缶（塩味）	1缶（65g）
玉ねぎ		1/4個

トッピング

C	きざみ長ねぎ	適量
	きざみのり	適量
	一味	適量

作り方

1
耐熱皿にAを入れてレンジで加熱し、よく混ぜる。

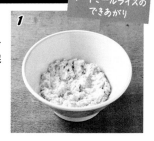

オートミールライスのできあがり

2
耐熱容器に、Bと薄切りにした玉ねぎを入れる。混ぜ合わせ、ラップをかけてレンジで加熱する。

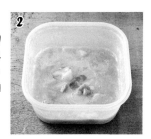

3
レンジから取り出したら軽くかき混ぜる。

全体をほぐすように

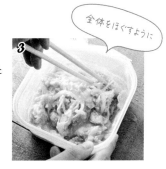

4
様子を見ながらレンジでさらに加熱し、好みの固さにする。

20秒〜

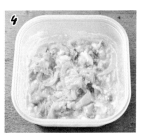

Point

とろとろの半熟に仕上げたい場合は、卵を2回に分けて入れてみて。**2**で卵を1個だけ入れ、**3**でもう1個の卵を入れます。お好みの半熟加減までさらにレンジで少しずつ加熱しましょう。

仕上げ **1**の器に**4**を盛りつけ、Cをトッピング。

オートミールの海鮮漬け丼

ピリッと甘辛なユッケ風。卵黄をプラスしてみても◎

材料（1人分）

A	しょうゆ	大さじ2
	ごま油	大さじ1
	「ラカントS シロップ」、 豆板醤、 コチュジャン、 にんにくチューブ	
		各小さじ1
B	マグロ・サーモンの刺身	
		各50g
C	オートミール	30g
	水	50g

トッピング

きざみ万能ねぎ	適量

作り方

1 容器にAを入れて混ぜ合わせる。適当に切ったBを入れ、ラップまたは蓋で密閉して冷蔵庫に2～3時間おいておく。

2 耐熱皿にCを入れて混ぜ合わせ、レンジで1分加熱する。ほぐしたら上に**1**をのせ、仕上げにきざみ万能ねぎをトッピング。

373kcal

タンパク質	28.2g
脂質	19.1g
炭水化物	24.0g

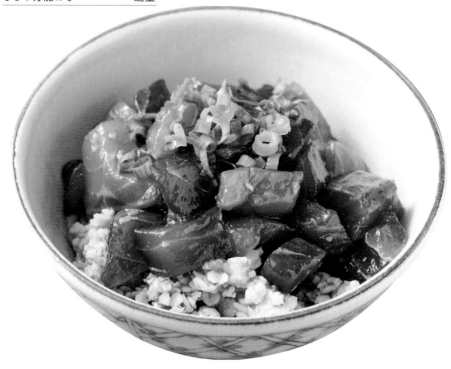

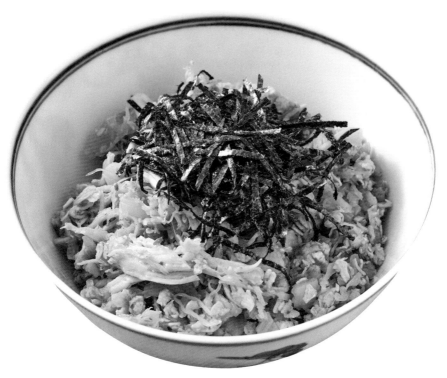

オートミールの**キンパ丼** 5分

美味しすぎてリピ決定！ やみつきになる旨辛丼。

材料(1人分)

A	オートミール	30g
	せん切りキャベツ、キムチ	各60g
	水	大さじ1
B	ほぐしサラダチキン	80g
	コチュジャン、豆板醤	各適量
	スライスチーズ	1枚

トッピング

きざみのり	適量

作り方

1 耐熱皿にAを入れて混ぜ、ラップをかけてレンジで3分加熱する。

2 Bと、ちぎったスライスチーズを加えてレンジでさらに1分半加熱する。仕上げにきざみのりをトッピング。

309kcal

タンパク質	30.8g
脂質	8.7g
炭水化物	31.5g

オートミールの卵粥

原点にして頂点！　ふわふわとろとろの卵粥。

材料（1人分）

A	オートミール	30g
	水	150g
	白だし	大さじ2
	ごま油	小さじ1
卵		1個
ほぐしサラダチキン		80g
トッピング		
きざみ長ねぎ		適量

作り方

1 耐熱皿にAを入れて混ぜ、卵を割り入れてよくかき混ぜる。

2 ほぐしサラダチキンを加えて軽く混ぜ、レンジで3分加熱する。

3 レンジから取り出したら軽く混ぜ、仕上げにきざみ長ねぎをトッピング。

328kcal

タンパク質	30.4g
脂質	14.0g
炭水化物	22.2g

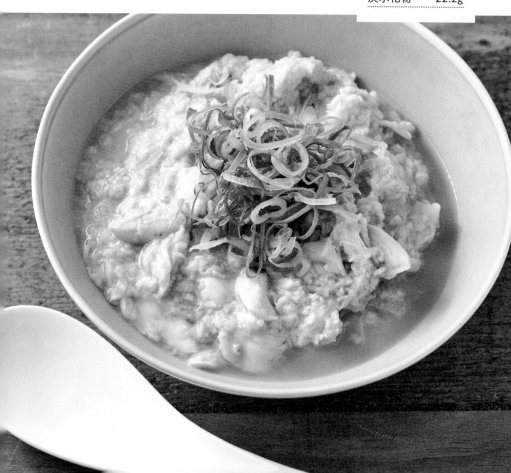

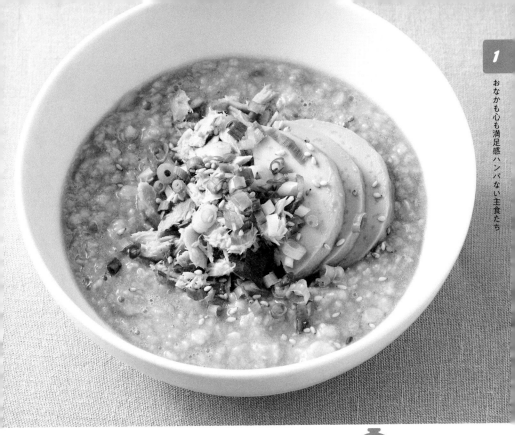

TKO ―卵かけオートミール― ⏱3分

TKGならぬTKO。めんつゆ×チーズでまろやかな味わいに。

材料（1人分）

A	オートミール	30g
	水	100g
卵		1個
B	めんつゆ	大さじ1
	粉チーズ	3g

トッピング

C	ツナ缶	1缶(70g)
	アボカド、 きざみ万能ねぎ、 いりごま	各適量

作り方

1 耐熱皿にAを入れてレンジで1分加熱し、しっかり混ぜる。

2 ボウルに卵を入れて溶き、Bを加えて混ぜる。

3 1に2を加えて混ぜ、仕上げにCをトッピング。

288kcal

タンパク質	24.6g
脂質	10.5g
炭水化物	25.8g

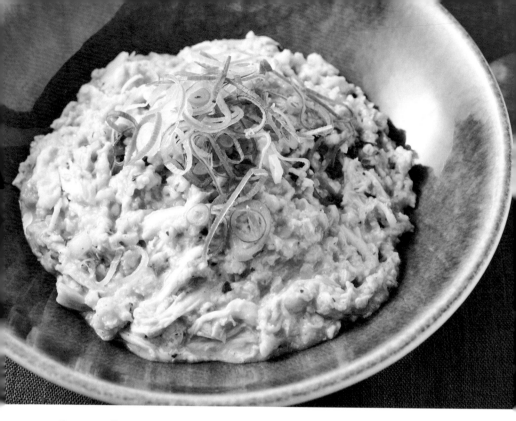

オートミールの
韓国風クッパ （3分）

オートミールの概念が変わる、最高に美味しい逸品。

材料（1人分）

A	オートミール	30g
	キムチ	20g
	ほぐしサラダチキン	80g
	水	160g
	フリーズドライ かきたまスープ（市販）	1袋

トッピング

きざみ長ねぎ	適量

作り方

1 耐熱皿にAを入れ、ラップをかけてレンジで2分加熱する。

2 レンジから取り出したらよく混ぜ、仕上げにきざみ長ねぎをトッピング。

241kcal

タンパク質	26.7g
脂質	5.3g
炭水化物	23.6g

オートミールの**豆乳茶漬け**

⏱ 3分

意外なベストコンビ。だまされたと思って食べてみて！

材料(1人分)

A	オートミール	30g
	ツナ缶	1缶(70g)
	水	50g
	豆乳	150g
	お茶漬けの素	1袋

トッピング

B	きざみ長ねぎ、ラー油、わさびチューブ	各適量

作り方

1 耐熱皿にAを入れて軽く混ぜ、ラップをかけてレンジで2分半加熱する。

2 仕上げにBをトッピング。

287kcal

タンパク質	21.4g
脂質	8.7g
炭水化物	31.8g

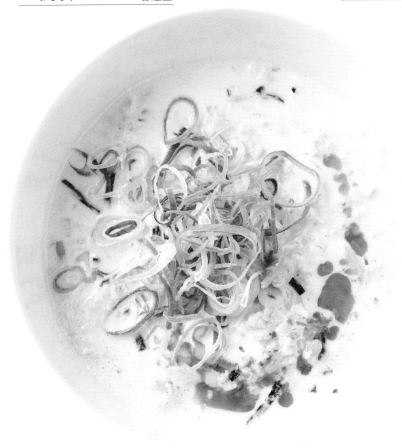

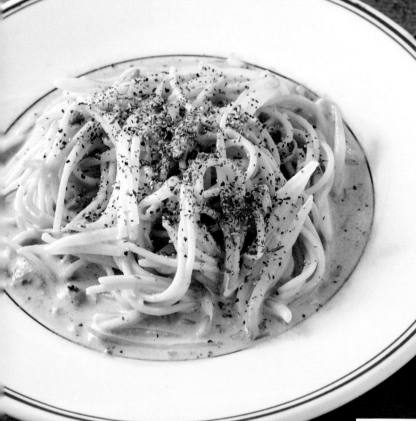

396kcal	
タンパク質	28.9g
脂質	7.5g
炭水化物	55.5g

あさりの
もやしパスタ 7分

もやしでかさ増し！　罪悪感のない超濃厚クリームパスタ。

材料(1人分)

A	パスタ	50g
	もやし	125g
B	あさり水煮缶	1缶(150g)
	顆粒コンソメ	小さじ1
フリーズドライ ミネストローネ (市販)		1袋
豆乳		150g

トッピング

C	ブラックペッパー	適量
	パセリ	適量

Point

パスタをレンジでゆでるときの水の分量は、もやしからも水分が出るので、パスタが浸かるくらいでOK。ゆで時間は、パスタの太さによっても変わるので、様子を見て調整しましょう。

作り方

レンチンしたら
水を切る

1

パスタが入る耐熱容器に、Aと適量の塩と水(分量外)を入れてレンジで加熱し、ゆでておく。

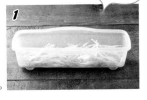

`3分`

2

耐熱皿にBとミネストローネの素を砕いて入れる。

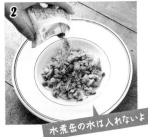

水煮缶の水は入れないよ

3

豆乳を加えてしっかり混ぜる。

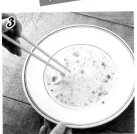

4

ラップをかけてレンジで加熱する。

`2分`

5

4に1を加えてソースを絡める。

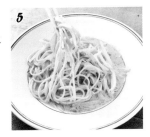

仕上げ Cをトッピング。

もやしカルボナーラ ⏱ 7分

食べごたえ抜群なのに低カロリー。お財布にもやさしい一品。

材料(1人分)

A	もやし	250g
	ささみ	2本
B	豆乳	100g
	にんにくチューブ	適量
	顆粒コンソメ	小さじ2

トッピング

C	温泉卵	1個
	粉チーズ、ブラックペッパー、パセリ	各適量

作り方

1 耐熱皿にAを入れ、ラップをかけてレンジで3分加熱する。

2 1のささみを適当な大きさにほぐし、Bを加えてレンジでさらに2分加熱する。

3 レンジから取り出したら混ぜ合わせ、仕上げにCをトッピング。

293kcal

タンパク質	38.3g
脂質	10.6g
炭水化物	14.3g

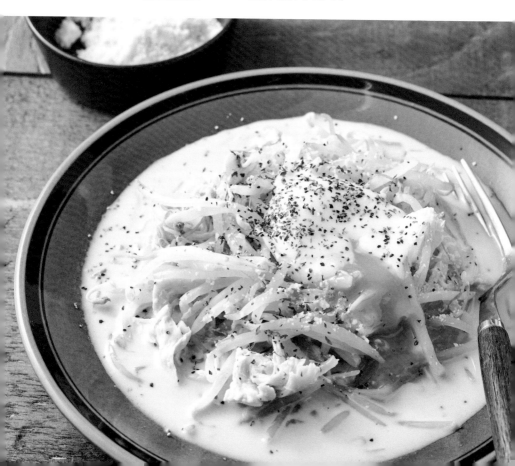

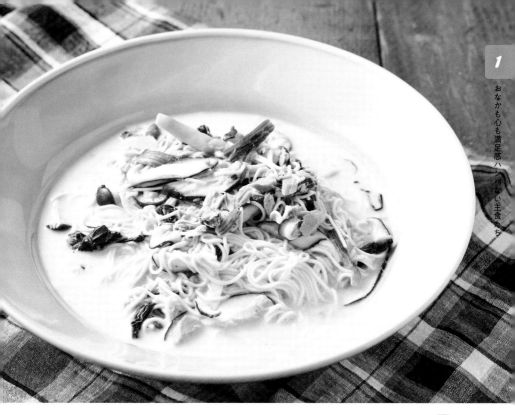

ほうれん草ときのこの スープパスタ

ツナでコクをプラスした、クセのないやさしい味わい。

材料(1人分)

A	冷凍ほうれん草	30g
	しいたけ、しめじ	各20g
B	豆乳	150g
	ツナ缶	1缶(70g)
	「とうふそうめん風」	1袋
	顆粒コンソメ	小さじ2

作り方

1 耐熱皿に適当に切ったAを入れ、ラップをかけてレンジで1分加熱する。

2 Bを加えてレンジでさらに2分加熱し、よく混ぜ合わせる。

234kcal

タンパク質	24.3g
脂質	9.3g
炭水化物	21.5g

トマトクリームそうめん

まろやかスープと卵黄が相まって濃厚で贅沢な一品に。

材料(1人分)

A	「とうふそうめん風」	1袋
	ほぐしサラダチキン	80g
	フリーズドライ ミネストローネ (市販)	1袋
	顆粒コンソメ	大さじ1/2
	豆乳	150g

トッピング

B	パセリ	適量
	卵黄	1個

作り方

1 耐熱皿にAを入れ、ラップをかけてレンジで3分加熱する。

2 レンジから取り出したら混ぜ合わせ、仕上げにBをトッピング。

373kcal

タンパク質	34.1g
脂質	17.9g
炭水化物	23.2g

アレンジ

ベースのスープは、魚介類と相性抜群！ ほたての貝柱やさばの水煮缶などを加えてみても◎

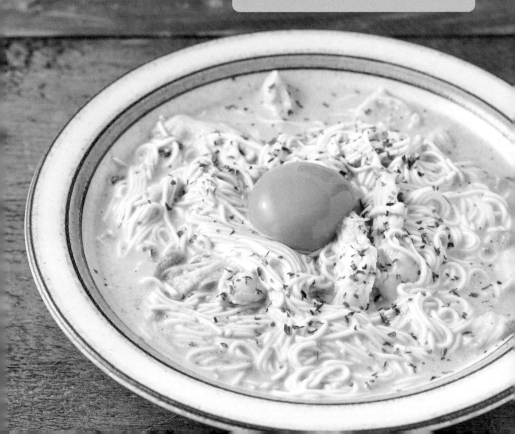

ヘルシー 豚骨ラーメン (10分)

スープまで飲み干しても驚きの約200kcal！

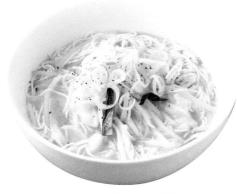

226kcal | タンパク質…28.9g　脂質…6.4g
炭水化物…15.5g

材料（1人分）

A	ほぐしサラダチキン	80g
	野菜炒め用カット野菜	130g
	水	180g
	「鍋キューブ®濃厚白湯」	1個
	「とうふそうめん風」	1袋

トッピング

B	きざみ長ねぎ、ブラックペッパー	
		各適量

作り方

1 耐熱皿にAを入れ、ラップをかけてレンジで5分加熱する。

2 とうふそうめん風を加えてレンジでさらに3分加熱し、よく混ぜ合わせる。仕上げにBをトッピング。

材料（1人分）

A	オイスターソース、甜麺醤、ごま油	各小さじ1
	にんにくチューブ	少々
	鶏ガラ粉末	小さじ1/2
	「とうふそうめん風」	1袋
B	ほぐしサラダチキン	40g
	温泉卵	1個
	めんま、きざみ万能ねぎ	
		各適量

作り方

1 器にAを入れて混ぜ合わせ、とうふそうめん風を加えてよく和える。

2 Bをのせる。

272kcal | タンパク質…23.3g　脂質…14.4g
炭水化物…14.1g

痩せる油そば (3分)

ごま油香る、こってり甘辛ダレ。

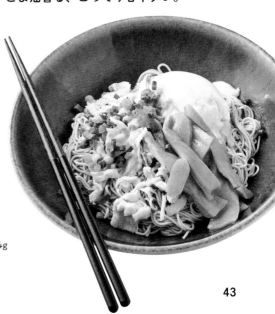

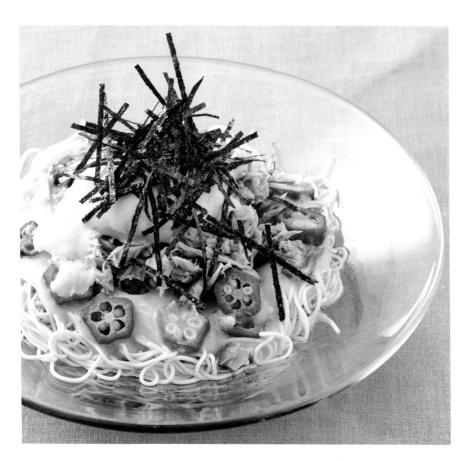

ぶっかけそうめん 1分

秒で完成？　盛りつけるだけでできちゃう神レシピ。

材料(1人分)

「とうふそうめん風」		1袋
A	とろろ	適量
	冷凍きざみオクラ	適量
	ツナ缶	1缶(70g)
	温泉卵	1個

トッピング

きざみのり	適量

作り方

1 とうふそうめん風を器に盛り、Aをのせる。

2 とうふそうめん風の添付つゆを回しかけ、仕上げにきざみのりをトッピング。

243kcal

タンパク質	24.6g
脂質	9.0g
炭水化物	17.5g

韓国冷麺

暑い夏にどハマり確定！ ヘルシーな絶品冷麺。

材料（1人分）

A	水	200g
	めんつゆ、しょうゆ、酢	各大さじ1
	鶏ガラ粉末	5g
	コチュジャン	小さじ1
	いりごま	適量
	「とうふそうめん風」	1袋
	ツナ缶	1缶（70g）
B	キムチ、きゅうり	各適量
	ゆで卵	1個

作り方

1 器にAを入れて混ぜ合わせ、スープを作る。

2 とうふそうめん風を加えて、ツナと適当に切ったBをのせる。

291kcal

タンパク質	27.0g
脂質	10.4g
炭水化物	19.5g

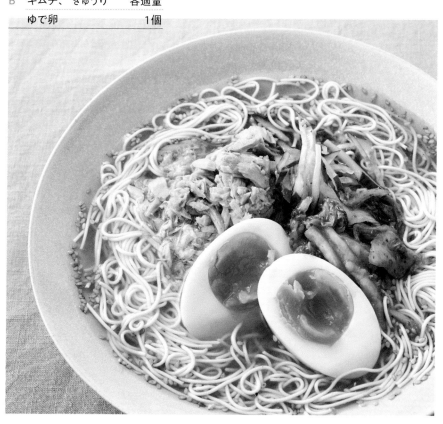

チキンカレー
つけそうめん ⏱(4分)

暑い夏にも寒い冬にも食べたくなる、クセになる一品。

材料（1人分）

A	ほぐしサラダチキン	80g
	めんつゆ	大さじ2
	カレー粉	小さじ2
	水	120g
	きざみ長ねぎ	適量
	「とうふそうめん風」	1袋

トッピング

B	きざみ長ねぎ、いりごま	
		各適量

作り方

1 耐熱皿にAを入れ、ラップをかけてレンジで2分加熱する。軽く混ぜ、Bをトッピング。

2 別の皿にとうふそうめん風を盛る。

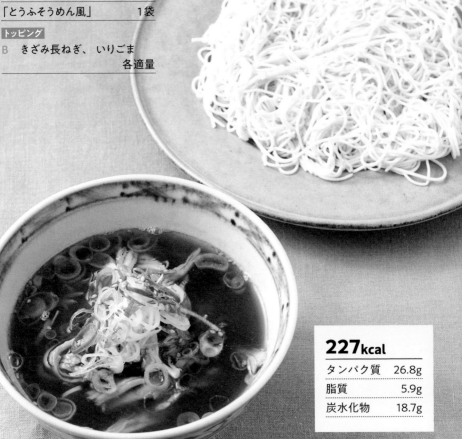

227kcal

タンパク質	26.8g
脂質	5.9g
炭水化物	18.7g

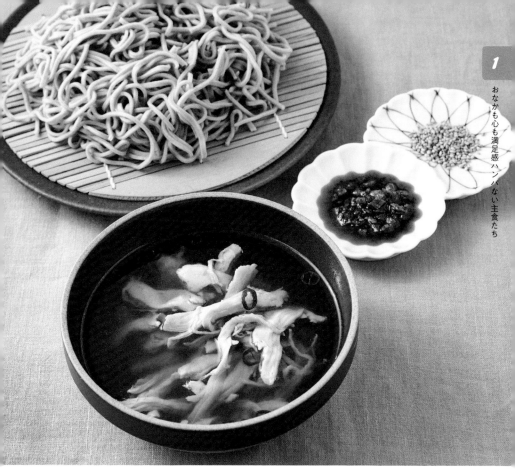

ピリ辛チキンつけそば

食べるラー油のトッピングで悪魔的な美味しさに！

材料（1人分）

A	ほぐしサラダチキン	80g
	めんつゆ	大さじ3
	水	120g
	輪切り唐辛子	適量
ゆでそば		1食分

トッピング

B	食べるラー油、いりごま	
		各適量

作り方

1 耐熱皿にAを入れ、ラップをかけてレンジで2分加熱し、軽く混ぜる。

2 別の皿にそばを盛り、トッピングにBを添える。

445kcal

タンパク質	35.8g
脂質	8.7g
炭水化物	55.8g

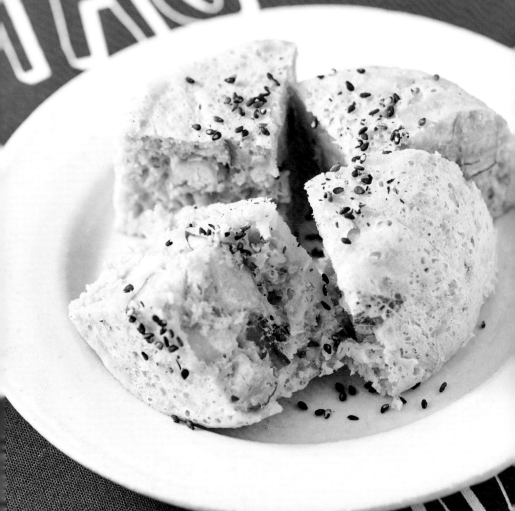

オートミール
蒸しパン

(10分)

302kcal

タンパク質	13.2g
脂質	10.2g
炭水化物	46.4g

さつまいもの甘みがほっこりやさしい、もっちり蒸しパン。

材料（1人分）

さつまいも		60g
A	オートミール	30g
	豆乳	50g
卵		1個
B	「ラカントS 顆粒」	大さじ1
	ベーキングパウダー	3g

トッピング

黒ごま	適量

作り方

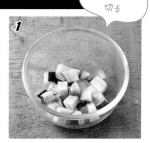

1cm 角に切る

1

さつまいもを切って耐熱ボウルに入れ、ラップをかけてレンジで加熱しておく。

`1~2分`

2

耐熱容器にAを入れて混ぜ合わせ、レンジで加熱する。

`1分`

3

2に卵を割り入れて混ぜ、Bを加えてさらによく混ぜる。

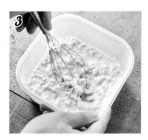

4

1を加えて軽く混ぜ合わせる。

5

ラップを敷いた別の耐熱容器に4を入れる。ラップの端を集めて蓋をし、レンジで加熱する。

`3分`

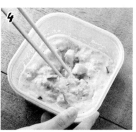

仕上げ

竹串をさして生地がついてこなければできあがり。仕上げに黒ごまをトッピング。

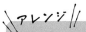

アレンジ

さつまいもをバナナやブルーベリー、ドライフルーツに変えるなど、アレンジ自在！ ココアパウダーやプロテイン粉末を加えたり、いろいろな蒸しパンを楽しんで。

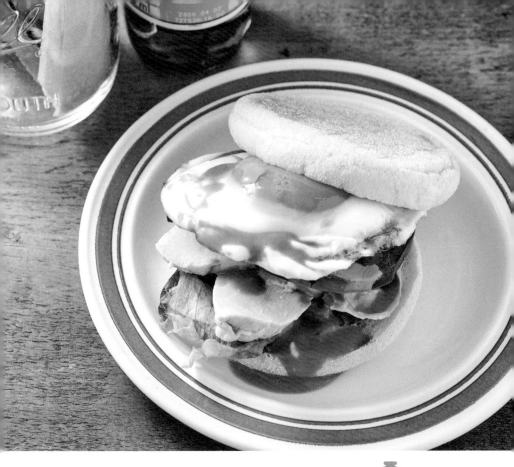

ヘルシーバーガー （5分）

ウスターソースでコクをプラスして特製オーロラソースに。

材料（1人分）

イングリッシュマフィン	1枚
A　ケチャップ、マヨネーズ、	
ウスターソース	各小さじ1
レタス	適量
蒸し鶏	適量
※蒸し鶏の作り方→P66	
トマト	スライス1枚
目玉焼き	卵1個分

作り方

1 イングリッシュマフィンを半分にしてトースターで焼く。

2 Aを混ぜ合わせてソースを作る。

3 1にレタス、蒸し鶏、トマト、目玉焼き、2をのせて挟む。

267kcal

タンパク質	20.4g
脂質	9.6g
炭水化物	27.0g

さばトースト

さばマヨとトマトの酸味が絶妙にハマる、新感覚の美味しさ！

材料(1人分)

「ブラン入り食パン」（ローソン）	1枚
さば水煮缶	1缶（150g）
トマト	1/2個
マヨネーズ	大さじ1
トッピング	
パセリ	適量

作り方

1 ブラン入り食パンをトースターで焼く。

2 ボウルに汁気をしっかり切ったさば水煮缶、角切りにしたトマト、マヨネーズを入れて和える。

3 **1**の上に**2**をのせる。仕上げにパセリをトッピングする。

373kcal

タンパク質	30.7g
脂質	20.1g
炭水化物	21.9g

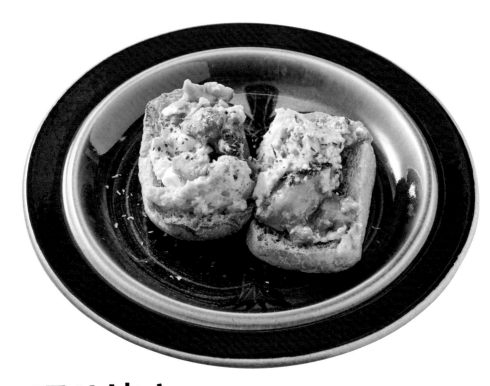

照り焼き
エッグチキントースト

味付け不要で失敗知らずのお手軽トースト。

材料(1人分)

「ブランパン」（ローソン）		1個
A	冷凍焼き鳥(タレ)	70g
	豆乳	大さじ1
	卵	1個

トッピング

パセリ	適量

作り方

1 ブランパンを半分に切ってトースターで焼く。

2 耐熱容器にAを入れて軽く混ぜ、ラップをかけてレンジで2分加熱する。

3 レンジから取り出したら混ぜて**1**の上にのせる。仕上げにパセリをトッピング。

265kcal

タンパク質	25.2g
脂質	13.7g
炭水化物	14.3g

パングラタン (5分)

豆乳が入るとマイルドな味わいに。

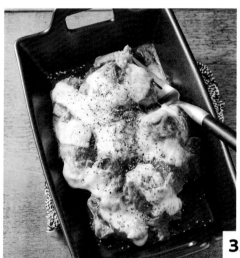

330kcal | タンパク質…31.4g 脂質…13.7g
炭水化物…26.4g

材料（1人分）

「ブランパン」（ローソン）	2個
A ツナ缶	1缶（70g）
フリーズドライ ミネストローネ（市販）	1袋
豆乳	100g
スライスチーズ	1枚

トッピング

B　パセリ、 ブラックペッパー 各適量

作り方

1 耐熱皿にちぎったブランパンとAを入れる。

2 スライスチーズをちぎってのせ、レンジで3分加熱する。仕上げにBをトッピング。

材料（1人分）

「オイコス プレーン加糖」	1個
塩	ひとつまみ
「ブランパン」（ローソン）	1個

トッピング

A　オリーブオイル、 ブラックペッパー
各適量

作り方

1 オイコスに塩を加えて混ぜ、キッチンペーパーでくるみ、ざるに入れて水切りをしておく。

2 ブランパンを半分に切ってトースターで焼き、**1**をのせる。仕上げにAをトッピング。

192kcal | タンパク質…15.8g 脂質…6.2g
炭水化物…20.0g

ヨーグルトースト

他にはない甘じょっぱさがクセになる！

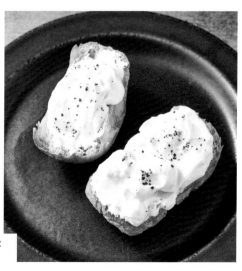

オートミール
ブリトー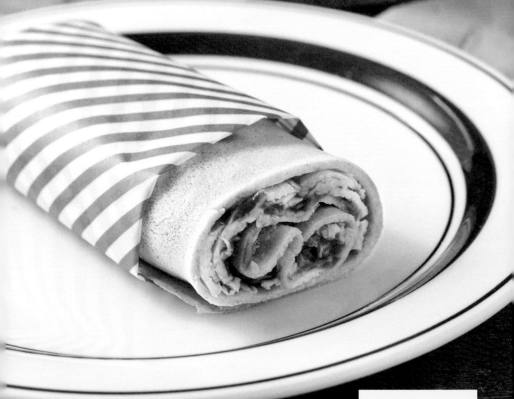

10分

サラダチキンとチーズの塩気がほんのり甘い生地にベストマッチ！

236kcal（1人分）

タンパク質	16.7g
脂質	12.2g
炭水化物	17.0g

材料（2人分）

A	オートミール	30g
	豆乳	100g
	卵	1個
	顆粒コンソメ	小さじ1
	片栗粉	小さじ1
B	「サラダチキンスモーク切り落とし」（ローソン）1袋	
	スライスチーズ	2枚
ケチャップ		適量

作り方

1

カップにAを入れてブレンダーで撹拌する。

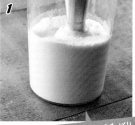

生地のタネができあがり

2

熱したフライパンに、オリーブオイル（分量外）をひいて拭く。

◊◊◊◊◊
弱火

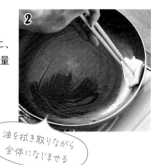

油を拭き取りながら全体になじませる

3

1の半分を流し込み、薄く広げて焼く。両面を焼けば、生地のできあがり。

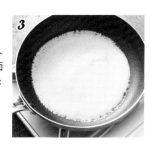

4

3に、Bの半量とケチャップをのせて巻く。

余熱でチーズが溶けるよ

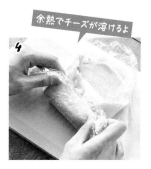

\\アレンジ//

ツナキャベツやさば缶など、ブリトー生地にいろいろなものを巻いてアレンジを楽しんで。p72のタンドリーチキンやp92で余ったトマトツナオニオンもおすすめ！

278kcal

タンパク質	20.7g
脂質	7.5g
炭水化物	30.6g

オートミールピザ （10分）

デリバリーより速い！　ヘルシーで美味しい理想的ピザ。

材料（1人分）

A	オートミール	30g
	水	100g
B	片栗粉	小さじ2
	塩、こしょう	各少々
	ピザソース	大さじ2
C	ツナ缶	1缶（70g）
	冷凍ほうれん草	適量
	ピザ用チーズ	15g

作り方

1

耐熱容器にAを入れてレンジで加熱し、よく混ぜ合わせる。

30秒

2

Bを加えてしっかり混ぜる。

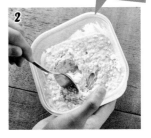

ピザ生地のタネができあがり

3

熱したフライパンにオリーブオイル（分量外）をひいて拭き、2を薄く広げて片面を焼く。

弱火

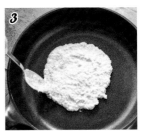

4

表面が固まってきたら、ピザソースを塗り、Cをのせる。

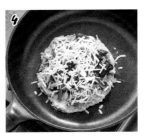

5

蓋をして1〜2分、蓋を外して生地に火が通るまで焼く。

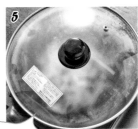

チーズが溶けたら蓋を外す

Point

2で、オートミールの粒がなくなるように、しっかり混ぜましょう。また、5でツナの水気や冷凍ほうれん草の水分が出て生地に移るので、チーズが溶けたら蓋を外して水分を飛ばすと美味しく仕上がります。

オートミールで
韓国風チヂミ

10分

オートミールであることを忘れる
超絶美味しい本格チヂミ。

315kcal

タンパク質	18.4g
脂質	13.1g
炭水化物	37.5g

材料（1人分）

A	オートミール	30g
	水	100g
B	ニラ	20〜30g
	キムチ	20g
C	卵	1個
	コチュジャン	小さじ2
	鶏ガラ粉末	小さじ2
	片栗粉	小さじ2

タレ

D	しょうゆ	大さじ1/2
	にんにくチューブ	1cm
	食べるラー油	大さじ1/2
	いりごま	ひとつまみ

作り方

1

耐熱容器にAを入れてレンジで加熱し、よく混ぜ合わせる。

1分

2

*1*に適当に切ったBとCを加えてしっかり混ぜる。

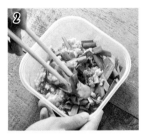

3

蓋をして
5分くらい

熱したフライパンにごま油（分量外）をひいて*2*を入れ、広げて焼く。

弱火

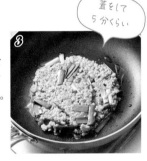

4

ひっくり返して、焼き色がつくまで裏面もしっかりと焼く。

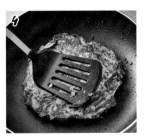

仕上げ Dを混ぜ合わせてタレを作って、添える。

\\Point//

ひっくり返すときに崩れやすいので、大きめのフライパンを使いましょう。少し厚みが出るように広げて焼くのが◎

つくねステーキ ⏱(5分)

肉を使っていないことに驚く革命的レシピ!!

材料(1人分)

A	オートミール	30g
	水	70g
	片栗粉	10g
	ツナ缶	1缶(70g)
	鶏ガラ粉末	3g
B	焼肉のタレ、豆板醤	
		各大さじ1

トッピング

C	卵黄	1個
	かいわれ大根	適量

作り方

1 丸形の耐熱容器にAを入れて混ぜ、ラップをかけてレンジで2分加熱する。

2 熱したフライパンにごま油(分量外)をひいて、**1**の容器をひっくり返すようにして形を崩さずに焼く。

3 両面に焼き色がついたら混ぜておいたBを加えて絡ませ、蓋をしてさらに1分ほど焼く。仕上げにCをトッピング。

\\Point//
丸形の容器で作ると成形の手間が省けます。

316kcal

タンパク質	21.6g
脂質	11.0g
炭水化物	36.9g

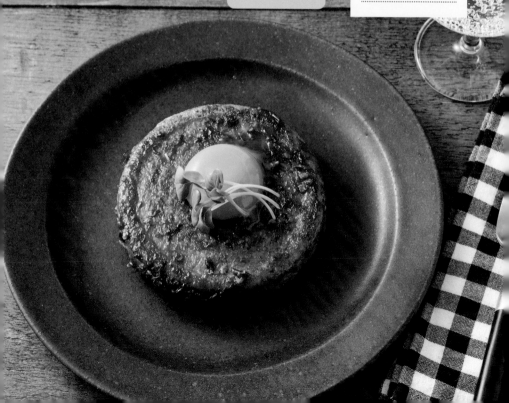

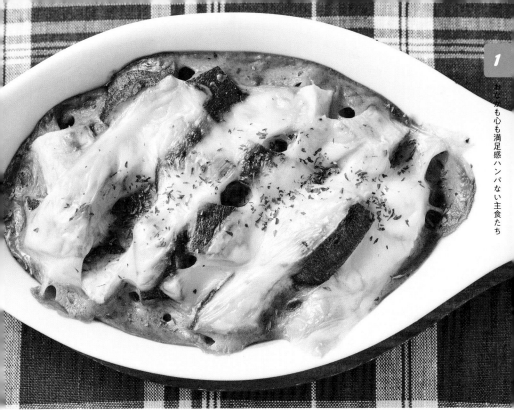

さつまいもグラタン 7分

さつまいもの甘さとオニオンスープの旨味が染みわたる一品。

材料(1人分)

さつまいも		120g
A	フリーズドライ オニオンスープ(市販)	1袋
	豆乳	50g
スライスチーズ		1枚
トッピング		
パセリ		適量

作り方

1 さつまいもを一口大に切って耐熱皿に入れ、ラップをかけてレンジで3分加熱する。

2 別の容器でAをよく混ぜ合わせ、**1**に加える。

3 スライスチーズをちぎってのせ、焦げ目がつくまでトースターで加熱する。仕上げにパセリをトッピング。

267kcal

タンパク質	8.0g
脂質	7.6g
炭水化物	45.2g

61

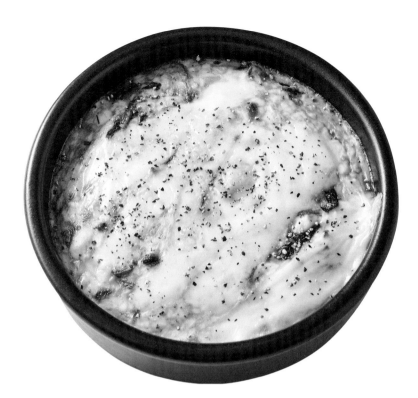

低糖質豆腐グラタン

とろとろ激ウマ、混ぜて焼くだけの簡単ヘルシーグラタン。

材料(1人分)

絹豆腐	150g
卵	1個
A 冷凍ほうれん草	適量
フリーズドライ オニオン スープ(市販)	1袋
スライスチーズ	1枚
ブラックペッパー	適量

作り方

1 絹豆腐をキッチンペーパーでくるみ、耐熱皿に入れてレンジで2分加熱して水切りをする。

2 水とキッチンペーパーを捨てた**1**の皿に卵を割り入れ、豆腐を崩すようにかき混ぜる。

3 Aを加えて混ぜ合わせる。ちぎったスライスチーズをのせてブラックペッパーをふり、トースターで6〜7分、焼き色がつくまで焼く。

246kcal

タンパク質	19.9g
脂質	16.3g
炭水化物	8.8g

オーバーナイト
オートミール

夜仕込んで栄養満点の朝ごはんに。

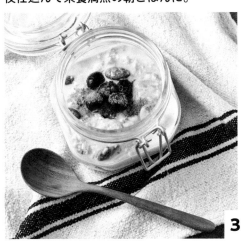

材料（1人分）

バナナ		1本
A	オートミール	30g
	牛乳	150g
	ミックスナッツ	適量

トッピング

B	ブルーベリー、シナモンパウダー 各適量

作り方

1 器に適当に切ったバナナとAを入れてかき混ぜ、ラップまたは蓋で密閉して冷蔵庫で一晩寝かせる。

2 食べる前にBをトッピング。

386kcal | タンパク質…14.5g　脂質…15.7g
炭水化物…51.4g

材料（1人分）

バナナ		1本
A	オートミール	30g
	牛乳	150g
	ミックスナッツ	適量
	はちみつ	大さじ1

トッピング

シナモンパウダー	適量

作り方

1 耐熱皿に適当に切ったバナナとAを入れてかき混ぜ、ラップをかけて冷蔵庫で一晩寝かせる。

2 食べる前にレンジで2分半加熱し、シナモンパウダーをトッピング。

384kcal | タンパク質…12.7g　脂質…9.7g
炭水化物…65.6g

ホットオーバーナイト
オートミール

ほんのり甘めで幸せ気分。

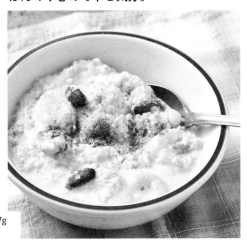

オートミールのすすめ

お米の代わりにも？　最近流行りのオートミールって一体何者？

オートミールとは?

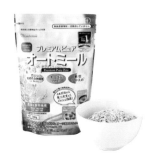

オートミールは、オーツ麦(燕麦)を加工したシリアルの一種です。外皮などを残した全粒穀物で栄養価が高く、ミネラルも豊富。水溶性と不溶性の食物繊維がバランスよく含まれ、腸内環境も整えてくれるなど、ダイエットや健康、美容の面からも注目されているスーパーフードです。

オートミールライスの作り方

水や豆乳などと合わせてお米の代わりにする、オートミールライスの作り方を簡単にご紹介します。水の量を調整して、お好みの固さに仕上げましょう。

1 オートミールと水を耐熱容器に入れる

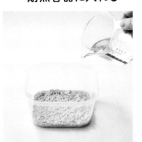

オートミールにまんべんなく水がかぶるように、底が広い容器を使いましょう。

2 レンジで加熱

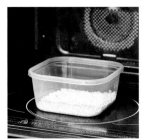

ラップはかけなくてOK！

3 よく混ぜる

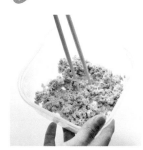

全体をほぐすように、しっかりとかき混ぜます。

※本書においては、インスタントオーツである、日食「プレミアムピュアオートミール」を使用しています。オートミールの種類によって調理方法や調理時間が異なりますので、商品に合わせて調整してください。

プラス1品
タンパク源

鶏むね肉やささみ、卵や豆腐など、
高タンパク食材はダイエットの強い味方！
低カロリーで高タンパクな
最強飯の数々をご紹介します。

蒸し鶏

まとめて作って冷蔵・冷凍保存しておけば食べたいときに手間いらず！
鶏むね肉200g（2人前）を使った蒸し鶏の作り方を紹介します。
皮は脂質が多いので皮なしを購入、もしくは皮を剥いで使いましょう。
p67・68のおすすめダレと合わせてめしあがれ。

フライパン・鍋を使った作り方

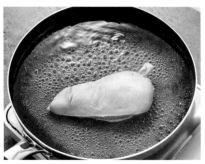

湯を沸かし、沸騰したら鶏むね肉を入れてすぐに火を止める。

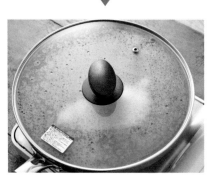

蓋をして余熱でしっかりと火を通す。取り出したらキッチンペーパーで水気を取る。

レンジを使った作り方

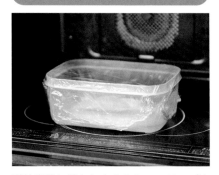

耐熱容器に鶏むね肉を入れて、ラップをかけてレンジで2分加熱する。

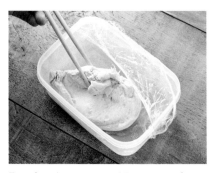

取り出したらひっくり返し、レンジでさらに1分加熱する。

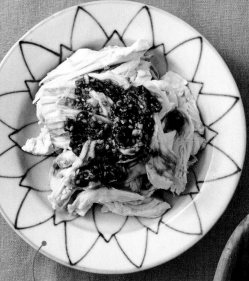

よだれ鶏ダレ

そぎ切りにして
よだれ鶏ダレをたっぷりと

ねぎ塩ダレ

さっぱりねぎ塩ダレには
細切りがおすすめ

ピリ辛ダレ

ほぐした蒸し鶏には
絡みやすいピリ辛ダレを

アボカドソース

アボカドソースには
ごろっと大きめが相性抜群

蒸し鶏のおすすめダレ

作り方は材料をすべて混ぜ合わせるだけ。
あっという間に完成する数秒レシピです。

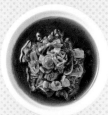

よだれ鶏ダレ

きざみ長ねぎ	適量
しょうがチューブ	2〜3cm
ポン酢	大さじ2
食べるラー油	大さじ1

328kcal(2人分)

タンパク質	48.8g
脂質	12.6g
炭水化物	8.2g

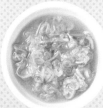

ねぎ塩ダレ

きざみ長ねぎ、にんにくチューブ	各適量
塩、レモン汁	各少々
鶏ガラ粉末	小さじ1
ごま油	大さじ2〜3

474kcal(2人分)

タンパク質	47.3g
脂質	31.3g
炭水化物	2.6g

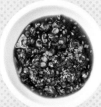

ピリ辛ダレ

きざみ万能ねぎ	適量
焼肉のタレ	大さじ1
コチュジャン、いりごま	各小さじ1
輪切り唐辛子	少々

258kcal(2人分)

タンパク質	47.7g
脂質	4.3g
炭水化物	10.1g

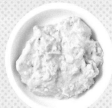

アボカドソース

アボカド	1/4個
マヨネーズ	大さじ1/2
しょうゆ、牛乳	各小さじ1/2
塩、こしょう	各適量

277kcal(2人分)

タンパク質	47.7g
脂質	10.3g
炭水化物	2.6g

※カロリー表記はすべて鶏むね肉200gの蒸し鶏にかけた場合の値です。

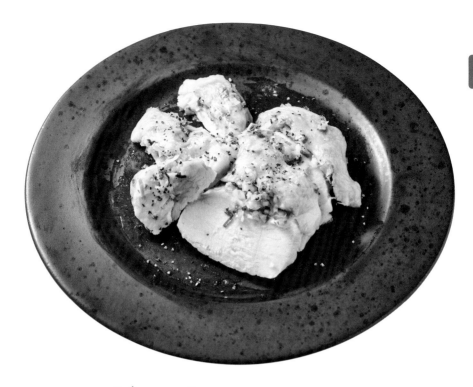

サラダチキンの
ねぎ塩チーズ焼き ⏱10分

さっぱりねぎ塩×濃厚チーズがやみつきに!

材料(1人分)

サラダチキン		110g
A	きざみ長ねぎ	適量
	ごま油	小さじ1
	鶏ガラ粉末	小さじ1/2
	塩、レモン汁	各少々
スライスチーズ		1枚
ブラックペッパー		適量

作り方

1 サラダチキンの水気をキッチンペーパーで取り、一口大に切ってアルミホイルの上に並べる。

2 Aを混ぜ合わせてタレを作る。

3 1に、2とちぎったスライスチーズをのせてブラックペッパーをふり、トースターで7〜8分加熱する。

241kcal

タンパク質	31.3g
脂質	11.8g
炭水化物	3.6g

スモークチキンの チーズ包み

(3分)

素材の旨味が際立つ！ 材料を常備しておきたい神レシピ。

材料（1人分）

「サラダチキンスモーク切り落とし」	
（ローソン）	1袋
6Pチーズ	1個

トッピング

ブラックペッパー	適量

作り方

1 耐熱皿にサラダチキンを広げて放射状に並べ、チーズをちぎって中心にのせる。

2 サラダチキンの端を中心に集めるようにして包み、レンジで1分半加熱する。仕上げにブラックペッパーをトッピング。

134kcal

タンパク質	15.2g
脂質	7.6g
炭水化物	2.0g

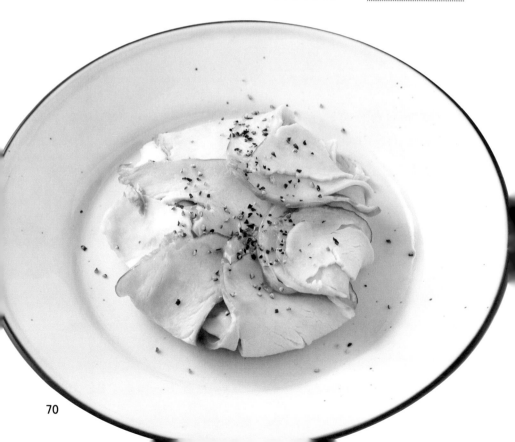

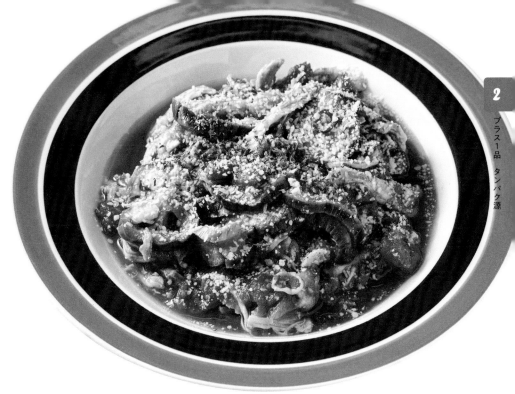

なすとチキンの
アラビアータ （6分）

トマトの酸味と唐辛子の辛味、粉チーズのコクが絶妙なバランス。

材料（1人分）

なす		1本
A	カットトマト缶	200g
	ほぐしサラダチキン	80g
	塩、こしょう	各少々
	オリーブオイル	小さじ1
	にんにくチューブ	6cm
	輪切り唐辛子	適量

トッピング

B	パセリ、粉チーズ	各適量

作り方

1 なすを輪切りにして耐熱皿に入れ、ラップをかけてレンジで2分加熱する。

2 Aを加えて軽く混ぜ、ラップをかけてレンジでさらに2分加熱する。仕上げにBをトッピング。

210kcal

タンパク質	23.0g
脂質	7.5g
炭水化物	15.7g

タンドリーチキン

10分

しっとりジューシー！　ほんのりスパイシーで後引く美味しさ。

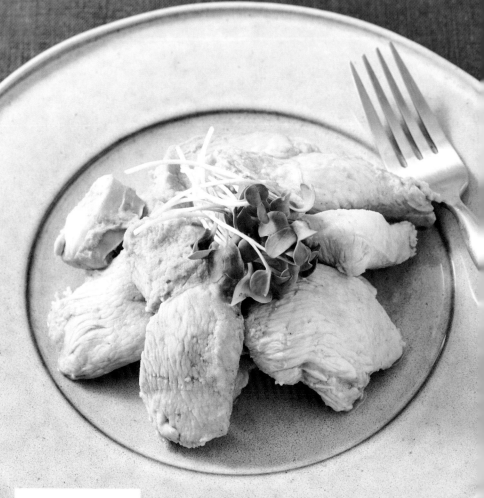

443kcal（3人分）

タンパク質	80.8g
脂質	6.0g
炭水化物	20.5g

材料（3人分）

鶏むね肉（皮なし）	300g
A 「オイコス プレーン加糖」	1個
ケチャップ	大さじ1
カレー粉	小さじ1
にんにくチューブ	5〜6cm
しょうがチューブ	5〜6cm

トッピング

かいわれ大根	適量

作り方

お肉が柔らかくなるよ

1

鶏むね肉にフォークで穴を開けて適当な大きさに切る。

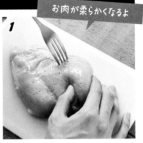

2

全体に塩（分量外）をまぶす。

両面にまんべんなく

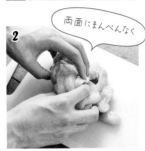

3

耐熱容器にAを入れて混ぜ合わせ、2を加えて和える。

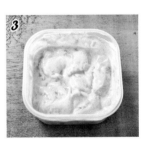

4

ラップをかけてレンジで加熱し、火の通りを見てさらに加熱する。

 各3分

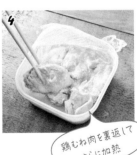

鶏むね肉を裏返してさらに加熱

5

そのまま5分ほどおいて余熱で火を通す。

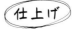 仕上げ　　かいわれ大根をトッピング。

Point

レンジで加熱して90％くらい火が通っている状態が理想的。余熱でじっくりと火を通すことでしっとりジューシーに仕上がります。

蒸し鶏とアボカドの
ピリ辛無限ユッケ

（5分）

ピリ辛×コク旨で箸が止まらない！

359kcal

タンパク質	34.2g
脂質	27.5g
炭水化物	10.8g

材料（1人分）

鶏むね肉（皮なし）	100g
A きゅうり	1/4本
キムチ	10〜20g
B しょうゆ	大さじ1/2
ごま油	大さじ1/2
にんにくチューブ	2cm
コチュジャン	小さじ1
食べるラー油	小さじ1
アボカド	1/2個
卵黄	1個

Point

鶏むね肉の豊富なタンパク質とアボカドの良質な脂質を摂ることができる、ダイエットに最適なレシピ。具材はお好みの分量でOKだけど、脂質が多くなるのでアボカドの入れすぎには注意して。

作り方

1

p66を参照して蒸し鶏を作り、冷ましておく。

2

1とAを適当に切って器に入れる。

好みの切り方でOK

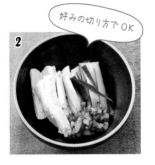

3

Bを加えて和える。

全体を返すように

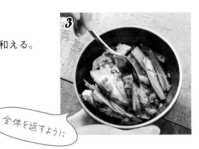

4

一口大に切ったアボカドを加えて、軽く和える。

アボカドは崩れやすいから最後に入れよう

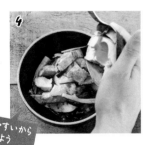

5

中央にくぼみを作り、卵黄をのせる。

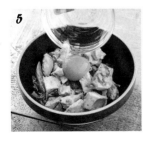

ガリバタキムチキン

⏱ 8分

ガリバタ最強！　しっかり味付けの罪深いレシピ。

材料（2人分）

鶏むね肉（皮なし）		200g
塩、こしょう		各少々
A	キムチ	40g
	きざみ長ねぎ	適量
	バター	8g
	焼肉のタレ	大さじ2
	にんにくチューブ	小さじ1

トッピング

きざみ万能ねぎ	適量

作り方

1 鶏むね肉を一口大に切って塩、こしょうをして軽く揉む。

2 耐熱皿に**1**とAを入れて混ぜ合わせ、ラップをかけてレンジで3分加熱する。

3 取り出したら軽く混ぜ、さらに3分加熱する。仕上げにきざみ万能ねぎをトッピングする。

347kcal（2人分）

タンパク質	49.5g
脂質	11.1g
炭水化物	16.7g

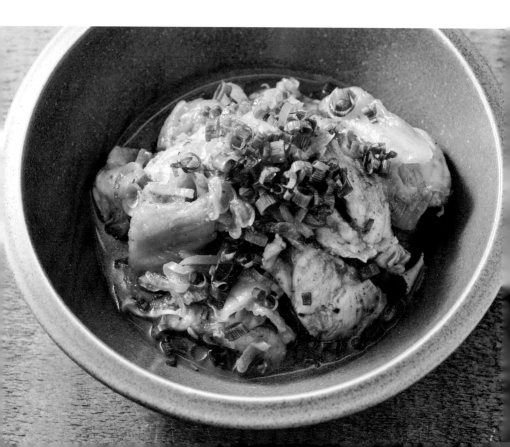

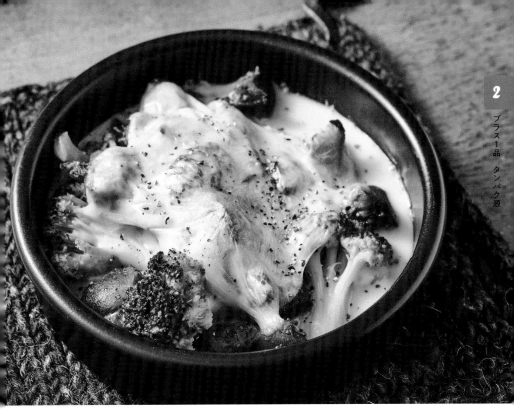

砂肝とブロッコリーのグラタン

（7分）

砂肝の苦味にブラックペッパーが合う、大人のやみつき飯。

材料（1人分）

冷凍ブロッコリー		50g
A	砂肝スモーク	80g
	豆乳	50g
	顆粒コンソメ	小さじ1
スライスチーズ		1枚
トッピング		
ブラックペッパー		適量

作り方

1 耐熱皿に解凍したブロッコリーとAを入れて混ぜ合わせる。

2 スライスチーズをのせて焦げ目がつくまでトースターで加熱する。仕上げにブラックペッパーをトッピングする。

196kcal

タンパク質	23.7g
脂質	8.6g
炭水化物	6.3g

焼かない出汁巻き卵

調味料を変えたり、
具入りにしたり、アレンジ自在！

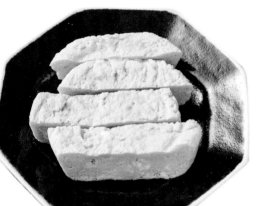

材料（1人分）

卵	2個
白だし	大さじ1
豆乳	大さじ1と1/2

作り方

1 ボウルに材料をすべて入れてかき混ぜる。

2 耐熱容器にラップを敷いて**1**を入れ、レンジで1分加熱する。

3 取り出したら軽く混ぜ、ラップの端を集めて包む。レンジで30秒ずつ加熱し、好みの固さにする。

163kcal ｜ タンパク質…13.4g　脂質…11.6g
炭水化物…2.7g

うずらのピリ辛漬け

ニラ×ラー油が辛旨い悪魔的おつまみ。

材料（1人分）

ニラ	適量
A　うずらの卵水煮	10個
めんつゆ、食べるラー油	
	各大さじ1

トッピング

きざみ万能ねぎ	適量

作り方

1 器にみじん切りにしたニラとAを入れて和える。

2 ラップをかけて2〜3時間冷蔵庫で寝かせ、仕上げにきざみ万能ねぎをトッピング。

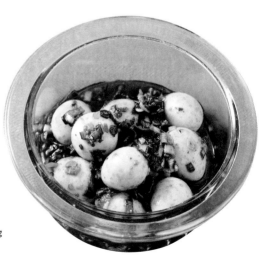

259kcal ｜ タンパク質…11.7g　脂質…21.5g
炭水化物…8.0g

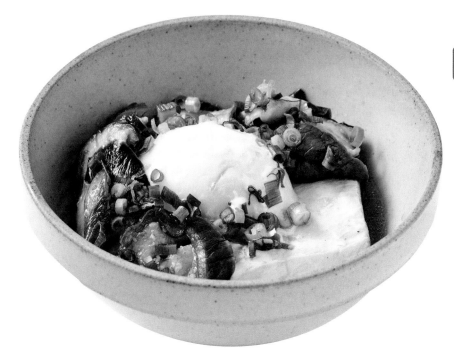

焼きなすの温玉奴 ⏱ 6分

とろっとろの焼きなすとぷるっぷるの豆腐に、
温泉卵を絡めてめしあがれ。

246kcal

タンパク質	15.9g
脂質	16.0g
炭水化物	13.9g

材料（1人分）

絹豆腐	150g
なす	1本
A　ごま油	小さじ1
輪切り唐辛子	適量
焼肉のタレ	大さじ1
温泉卵	1個
トッピング	
きざみ万能ねぎ	適量

作り方

1 絹豆腐をキッチンペーパーでくるみ、耐熱皿に入れてレンジで2分加熱して水切りをする。

2 耐熱容器に適当に切ったなすとAを入れて、ラップをかけてレンジで3分加熱する。取り出したら焼肉のタレを加えて和える。

3 **1**に、**2**と温泉卵をのせる。仕上げにきざみ万能ねぎをトッピング。

79

きつね温奴 ⏱ 5分

めんつゆで味が決まる！　夜食にも最適なほっこりレシピ。

材料（1人分）

油揚げ		1/2枚
A	絹豆腐	150g
	めんつゆ	大さじ2
	水	30g

トッピング

B	きざみ万能ねぎ、一味 各適量

作り方

1 油揚げをキッチンペーパーでくるみ、耐熱容器に入れてレンジで30秒加熱して油抜きをする。

2 耐熱皿にAと適当に切った**1**を入れ、ラップをかけてレンジで3分加熱する。

3 仕上げにBをトッピング。

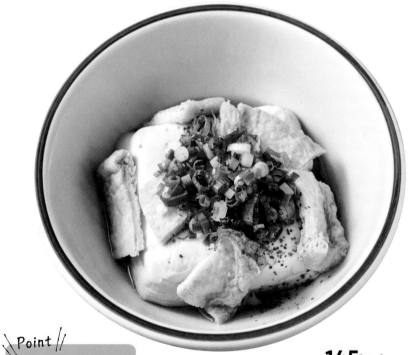

Point

2で、油揚げをつゆに浸るところに入れてみて。ふっくらしっとり仕上がります。

145kcal

タンパク質	11.2g
脂質	7.6g
炭水化物	10.2g

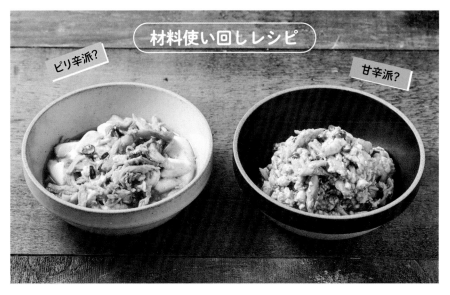

材料使い回しレシピ

ピリ辛派?

甘辛派?

スパイシー肉豆腐

ピリッと辛口、
コクのあるコチュジャンダレ。

 3分

材料(1人分)

A	ほぐしサラダチキン	80g
	コチュジャン	小さじ1
	焼肉のタレ	大さじ1と1/2
	輪切り唐辛子	適量
絹豆腐		150g

作り方

1 耐熱皿にAを入れて混ぜ、豆腐を加えて一口大にほぐしながら混ぜ合わせる。

2 レンジで1分半加熱する。

236kcal | タンパク質…28.7g 脂質…7.6g
炭水化物…15.6g

ヤンニョム肉豆腐

はちみつで甘さをプラス!
ケチャップベースの甘辛ダレ。

 3分

材料(1人分)

A	ほぐしサラダチキン	80g
	しょうゆ、コチュジャン、ごま油 各小さじ1	
	ケチャップ	大さじ1
	にんにくチューブ	適量
	はちみつ	小さじ1/2
	きざみ万能ねぎ	適量
絹豆腐		150g

作り方

1 耐熱皿にAを入れて混ぜ、豆腐を加えて一口大にほぐしながら混ぜ合わせる。

2 レンジで1分半加熱する。

277kcal | タンパク質…28.2g 脂質…11.9g
炭水化物…14.6g

ツナキムチーズ豆腐

濃厚チーズとキムチが相性抜群。反則級の美味しさ！

材料（1人分）

絹豆腐		150g
A	ツナ缶	1缶（70g）
	キムチ	20g
	スライスチーズ	1枚
	焼肉のタレ	小さじ2
ごま油		適量

トッピング

きざみ万能ねぎ	適量

作り方

1 絹豆腐をキッチンペーパーでくるみ、耐熱皿に入れてレンジで2分加熱して水切りをする。

2 耐熱容器にAを入れてレンジで1分加熱する。

3 **1**の上に**2**をのせてごま油を回しかけ、仕上げにきざみ万能ねぎをトッピング。

237kcal

タンパク質	24.7g
脂質	12.4g
炭水化物	8.5g

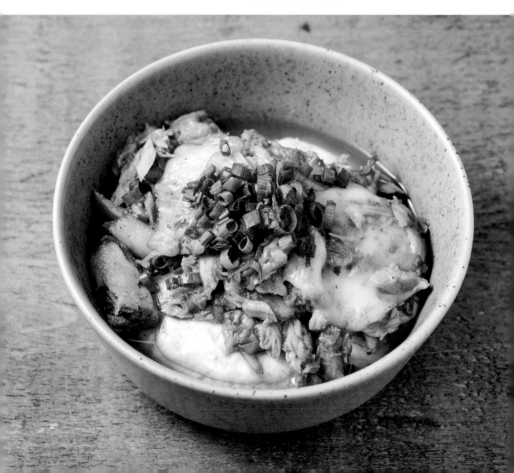

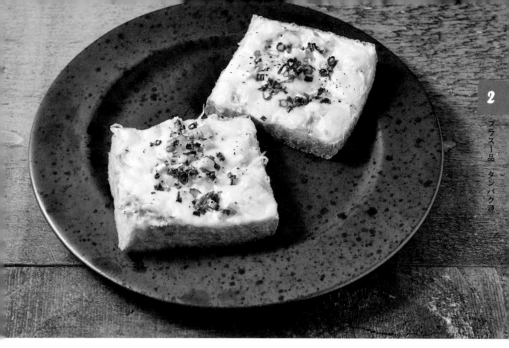

しらすとチーズの
厚揚げピザ

⏱ **7分**

しらす×マヨしょうゆの鉄板コンビ。炭水化物は驚きの約2g！

材料（1人分）

厚揚げ		1枚
A	マヨネーズ	小さじ1
	しょうゆ	小さじ1/2
しらす		20g
スライスチーズ		1枚
きざみ万能ねぎ、 ブラックペッパー		各適量

作り方

1 厚揚げを半分に切る。

2 1に混ぜ合わせたA、しらす、スライスチーズ、きざみ万能ねぎを順にのせてブラックペッパーをかける。

3 焼き色がつくまでトースターで焼く。

310kcal

タンパク質	25.5g
脂質	23.5g
炭水化物	2.1g

Point

厚揚げを油抜きすると、さらにカロリーカット！ キッチンペーパーでくるみ、耐熱皿に入れてレンジで1分ほど加熱します。

よだれダコ （3分）

さっぱりポン酢にピリ辛ラー油がたまらない、即席おつまみ。

材料（1人分）

A	ポン酢	大さじ2
	食べるラー油	大さじ1
	きざみ万能ねぎ	適量
タコぶつ		100g

作り方

1 器にAを入れて混ぜ合わせる。

2 タコぶつを加えて和える。

208kcal

タンパク質	23.9g
脂質	9.5g
炭水化物	6.4g

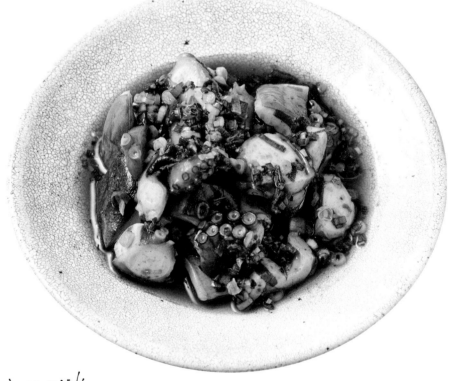

アレンジ

手間や時間をかけずにアレンジするなら、わかめをプラスするのがおすすめ。ダイエット効果も高いイチオシ食材です。

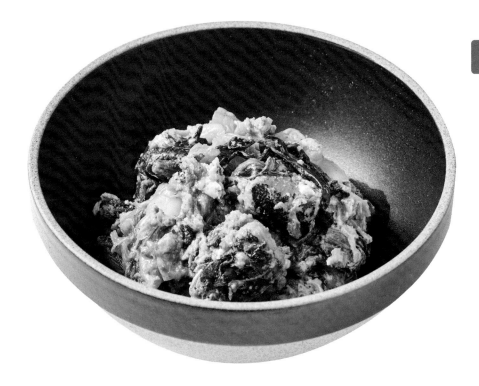

さんまとほうれん草の卵とじ

5分

卵でとじるとキムチの辛さもマイルドに。

材料（1人分）

卵		1個
A	さんま水煮缶	1缶（150g）
	冷凍ほうれん草	50g
	キムチ	50g

作り方

1 耐熱皿に卵を割り入れて溶き、Aを加えて混ぜ合わせる。

2 ラップをかけてレンジで2分半加熱し、よく和える。

323kcal

タンパク質	29.0g
脂質	22.2g
炭水化物	5.2g

世界一美味しい
さば缶の食べ方 5分

旨味と辛味をアボカドのコクが後押しする絶品スタミナ飯。

材料(2人分)

A	さば水煮缶	1缶(150g)
	マヨネーズ、しょうゆ	
		各大さじ1
アボカド		1/2個
キムチ		30g
ごま油		適量
絹豆腐		150g

トッピング

B	卵黄	1個
	きざみのり	適量

作り方

1 ボウルにAを入れて混ぜ合わせる。

2 1に適当に切ったアボカドとみじん切りにしたキムチ、ごま油を加えて軽く和える。

3 皿に絹豆腐を盛り、2をのせる。仕上げにBをトッピング。

509kcal(2人分)

タンパク質	37.9g
脂質	38.6g
炭水化物	10.8g

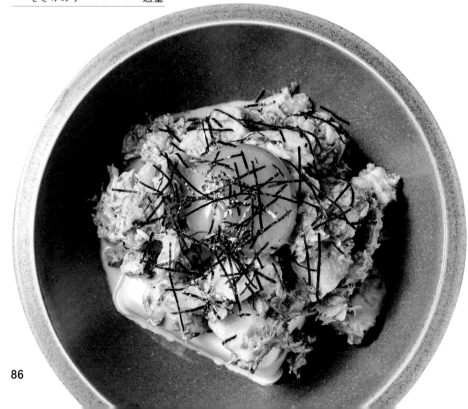

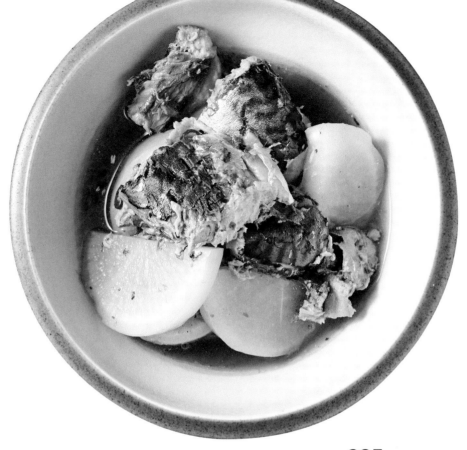

295kcal

タンパク質	25.1g
脂質	12.1g
炭水化物	15.0g

さば大根

レンジ調理で簡単に。しっかり味がしみ込んだ本格派。

材料（1人分）

大根	200g
A　しょうゆ、料理酒、みりん	各大さじ1
しょうがチューブ	小さじ1
輪切り唐辛子	適量
さば水煮缶	1缶（150g）

作り方

1 耐熱皿に適当に切った大根を入れ、ラップをかけてレンジで5分加熱する。

2 別の容器にAを入れて混ぜ、5分ほどおいておく。

3 1に2を加え、ラップをかけてレンジで3分加熱する。

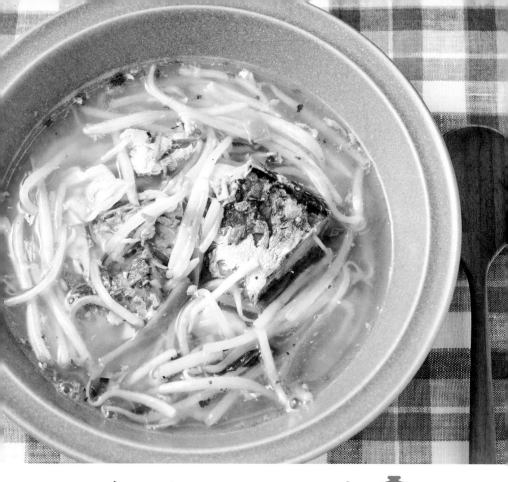

さばの和風スープ （7分）

旨味がしみる、あったかやさしい味わい。

材料（1人分）

野菜炒め用カット野菜	130g
さば水煮缶	1缶（150g）
A 水	200g
料理酒	大さじ1
和風顆粒だし、しょうがチューブ	各小さじ1
味噌	小さじ2

作り方

1 耐熱皿に野菜、さば水煮缶を汁ごと入れ、Aを加える。ラップをかけてレンジで5分加熱する。

2 レンジから取り出したら、軽く混ぜ合わせる。

259kcal

タンパク質	27.4g
脂質	12.6g
炭水化物	8.5g

えびのトマトクリームもやしパスタ

⏱ 7分

プリプリのえびとシャキシャキのもやしがスープと絶妙マッチ！

材料(1人分)

A	冷凍えび	100g
	もやし	125g
塩、こしょう		各少々
B	フリーズドライ ミネストローネ（市販）	1袋
	豆乳	150g

トッピング

パセリ	適量

作り方

1 耐熱皿にAを入れて、レンジで5分加熱する。取り出したら水を切り、塩、こしょうをして和える。

2 マグカップにBを入れてレンジで1分半加熱する。

3 2を取り出して軽くかき混ぜ、1にかける。仕上げにパセリをトッピング。

194kcal

タンパク質	20.0g
脂質	6.3g
炭水化物	16.6g

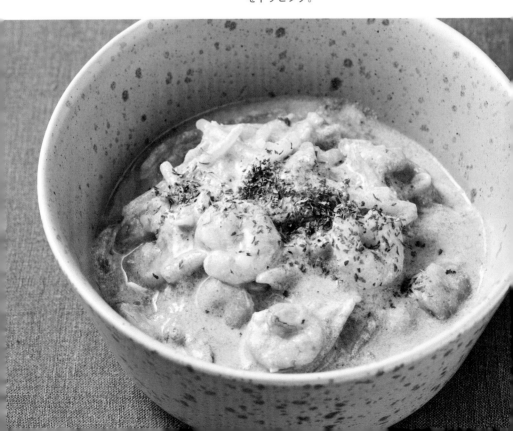

コンビニでも買えるおすすめのあれこれ

ラクして作れるズボラ飯の「ラク」の秘密は材料にあり！

コンビニはズボラ飯の冷蔵庫

サラダチキンやとうふそうめん風、カット野菜やチルド惣菜など、本書のレシピ材料はコンビニで手軽に買えるものばかり。保存がきくオートミールや缶詰類をストックしておけば、ごはんの買い物はコンビニだけで済ませることができます。

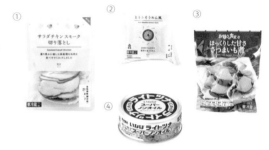

①サラダチキンスモーク切り落とし（ローソン）②とうふそうめん風（ローソン）③ほっくりした甘さ さつまいも煮（ファミリーマート）④ライトツナ スーパーノンオイル（いなば食品）

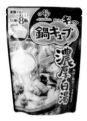

鍋キューブ® 濃厚白湯（味の素）

味付けはおまかせ

料理が苦手な人も難しいことは考えなくてOK！　市販のスープの素やソースを活用すれば、味付けに失敗する心配はありません。

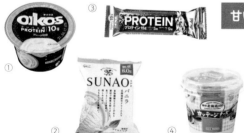

甘いものが食べたいときの強い味方

オイコスやSUNAOなどの低糖質商品であれば、罪悪感なく至福のデザートタイムが楽しめます。また、シリアルバーや、カッテージチーズを使うと、低カロリーのスイーツを作ることもできます。

①オイコス（ダノン）②SUNAO（江崎グリコ）③１本満足バー プロテインチョコ（アサヒグループ食品）④雪印北海道100 カッテージチーズ うらごしタイプ（雪印メグミルク）

プラス1品 野菜・きのこ、スープ

「あと1品ほしい」「野菜をしっかり摂りたい」
そんなときにおすすめの副菜とスープを12品ご紹介。
品数を増やすのは大変？　そんなことはありません。
どれも本当にあっという間にできるから、ぜひ試してみて。

トマトとツナオニオンの チーズ焼き

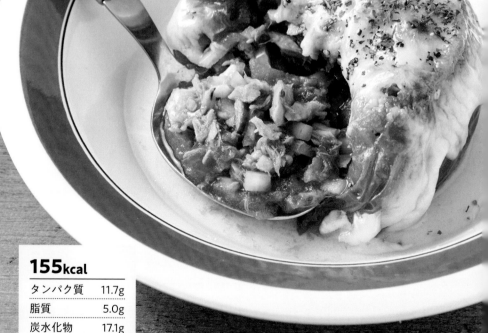

10分

SNSで30万以上のファボがついた神レシピをアレンジ！

155kcal

タンパク質	11.7g
脂質	5.0g
炭水化物	17.1g

材料（1人分）

トマト（Mサイズ）		1個
玉ねぎ		1/4個
A	ツナ缶	1缶（70g）
	中濃ソース	大さじ1
	ケチャップ	大さじ1
	にんにくチューブ	小さじ1/2
	輪切り唐辛子	適量
スライスチーズ		1枚

トッピング

B	パセリ	適量
	ブラックペッパー	適量

作り方

1

トマトのヘタを切り落とし、中をくり抜く。

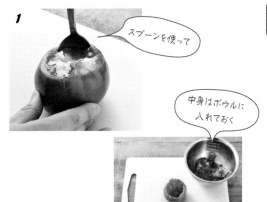

スプーンを使って

中身はボウルに
入れておく

2

*1*のボウルにみじん切りにした玉ねぎとAを加えて混ぜる。

3

*2*を*1*のトマトに入れる。

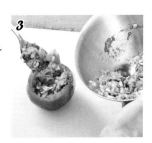

4

スライスチーズをのせてオーブントースターで加熱する。

6～7分

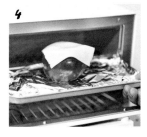

仕上げ

 *4*を皿に盛り、Bをトッピング

\\ アレンジ //

トマトのサイズや水分量によって、中身がトマトに入りきらず、余る場合があります。写真は半量を入れています。余った中身は卵と合わせてオムレツにしたり、葉野菜と和えてサラダにしたり、豆腐にのせて食べても◎

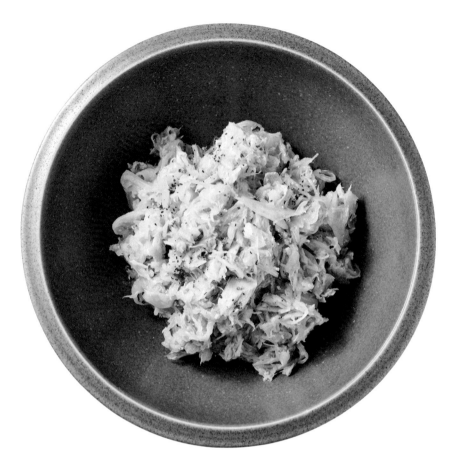

無限ツナキャベツ 5分

コクと辛味をプラスするコチュジャンが隠し味。

材料（1人分）

せん切りキャベツ		150g
A	ツナ缶	1缶（70g）
	酢	大さじ1
	鶏ガラ粉末	小さじ1と1/2
	コチュジャン	小さじ1
	ブラックペッパー	適量

作り方

1 耐熱皿にせん切りキャベツを入れてレンジで3分加熱し、水気を絞って捨てる。

2 Aを加えて和える。

110kcal

タンパク質	14.4g
脂質	0.6g
炭水化物	12.7g

やみつき ピリ辛白菜 ⏱3分

キムチと塩昆布の
旨味に大拍手！

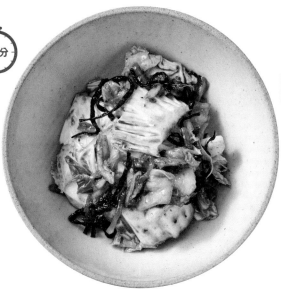

材料（1人分）

A	白菜	50g
	キムチ	30g
B	塩昆布	5g
	ごま油	小さじ1

作り方

1 Aを適当な大きさに切って器に入れる。

2 Bを加えて和える。

70kcal ｜ タンパク質…1.9g　脂質…5.0g
　　　　　　 炭水化物…5.1g

ヤンニョム ツナピーマン ⏱6分

ピーマン嫌いも食べられる絶品おつまみ。

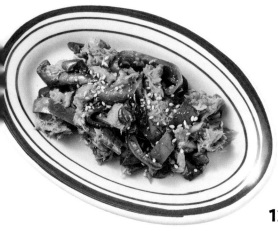

材料（1人分）

	ピーマン	70g
A	ツナ缶	1缶（70g）
	ケチャップ	大さじ1
	コチュジャン	小さじ1
	しょうゆ、はちみつ	各小さじ1/2
	にんにくチューブ	少々

トッピング

B	輪切り唐辛子、いりごま	各適量

作り方

1 ピーマンを細切りにして耐熱皿に入れ、Aを加えてレンジで4分加熱する。

2 全体をよく和えて仕上げにBをトッピング。

121kcal ｜ タンパク質…13.0g　脂質…0.6g
　　　　　　 炭水化物…14.9g

なすと生ハムの カルパッチョ

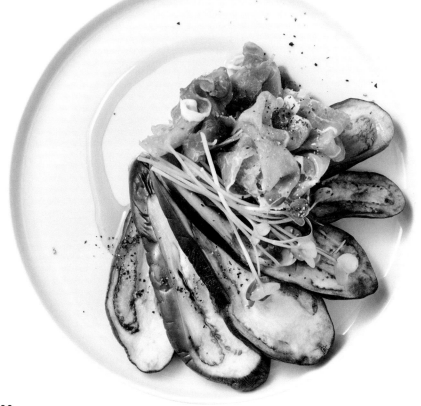

⏱ 6分

なすの甘みに生ハムの塩気が好相性！

材料（1人分）

なす	1.5本
塩	少々
生ハム	40g

トッピング

A かいわれ大根、オリーブオイル、 ブラックペッパー	各適量

作り方

1 なすを薄切りにして耐熱皿にのせ、ラップをかけてレンジで3〜4分加熱する。

2 粗熱が取れたら塩をふり、生ハムを盛りつける。仕上げにAをトッピング。

141kcal

タンパク質	11.1g
脂質	8.8g
炭水化物	7.2g

材料（1人分）

キャベツ	1/8個
焼肉のタレ	大さじ1

トッピング

ブラックペッパー	適量

キャベツステーキ 5分

食物繊維とビタミンCがしっかり摂れる！

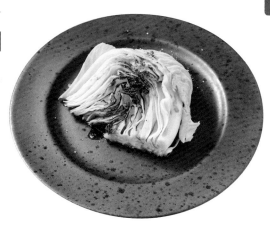

作り方

1 熱したフライパンにごま油（分量外）をひいて拭き、キャベツの両面を弱火でじっくり焼く。

2 軽く焦げ目がついたら焼肉のタレを加えて蓋をし、1分ほど蒸し焼きにする。仕上げにブラックペッパーをトッピング。

62kcal | タンパク質…2.1g　脂質…1.6g
炭水化物…11.2g

しいたけピザ 7分

しいたけの旨味がじゅわ〜っとあふれる！

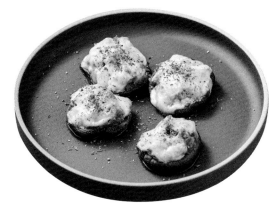

材料（1人分）

A	ツナ缶	1缶(70g)
	ケチャップ	大さじ1
	顆粒コンソメ	小さじ1
しいたけ		4〜5個(50〜60g)
スライスチーズ		1枚

トッピング

B	ブラックペッパー、パセリ 各適量

作り方

1 ボウルにAを入れて混ぜ合わせ、軸を切り落としたしいたけの上にのせる。

2 スライスチーズをちぎってのせて、トースターで5〜6分加熱する。仕上げにBをトッピング。

149kcal | タンパク質…17.8g　脂質…5.2g
炭水化物…9.3g

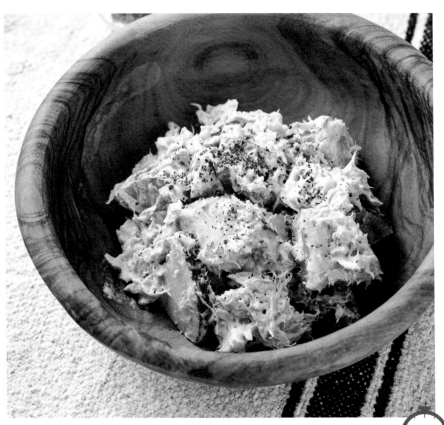

さつまいもと カッテージチーズのサラダ

⏱ 5分

酸味のあるカッテージチーズとブラックペッパーがアクセント！

材料(1人分)

さつまいも		80g
A	ツナ缶	1缶(70g)
	カッテージチーズ (うらごしタイプ)	大さじ1
	マヨネーズ	小さじ2
	ブラックペッパー	適量

作り方

1 耐熱皿に一口大に切ったさつまいもを入れて、ラップをかけて3分ほど加熱する。

2 Aを加えて和える。

195kcal

タンパク質	15.2g
脂質	3.7g
炭水化物	26.1g

スパイシーサラダ

彩りも食感も楽しい満足度の高い一品。

材料（1人分）

玉ねぎ		適量
タコぶつ		80g
A	トマト	1/4個
	きゅうり	1/2本
B	食べるラー油	大さじ1
	コチュジャン	小さじ1
	にんにくチューブ	少々

作り方

1 玉ねぎを薄切りにして水にさらしておく。

2 器に水気を切った**1**とタコぶつ、適当に切ったAを入れる。

3 Bを加えて和える。

209kcal

タンパク質	19.5g
脂質	9.4g
炭水化物	13.6g

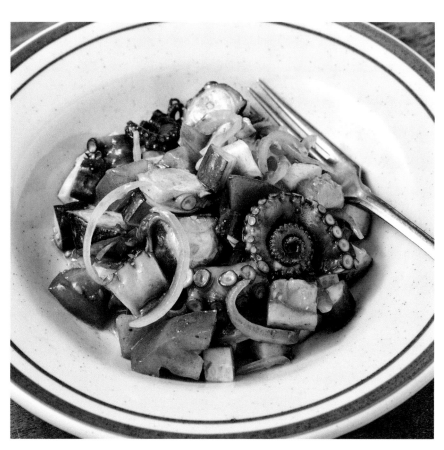

脂肪燃焼スープ

唐辛子がピリッと辛い！ 体の芯まで温まるスタミナスープ。

材料（1人分）

A	冷凍ほうれん草、冷凍ブロッコリー	各50g
	ほぐしサラダチキン	80g
	キムチ	50g
	鶏ガラ粉末、にんにくチューブ、しょうがチューブ	各小さじ1
	輪切り唐辛子	少々
	水	150g
卵		1個

作り方

1 耐熱皿にAを入れ、ラップをかけてレンジで4分加熱する。

2 溶いておいた卵を加えて軽く混ぜ、レンジでさらに1分半加熱する。

218kcal

タンパク質	30.1g
脂質	8.1g
炭水化物	8.6g

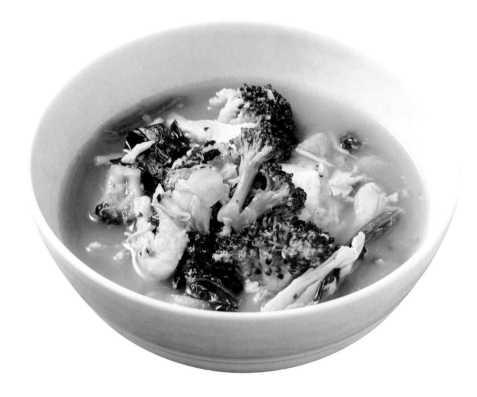

丸ごと玉ねぎの コンソメスープ

10分

スモークチキンで旨味とコクをアップ！

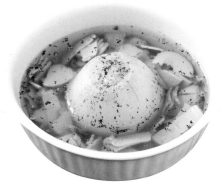

152kcal | タンパク質…13.4g　脂質…3.3g
炭水化物…20.2g

材料（1人分）

玉ねぎ		1個
「サラダチキンスモーク切り落とし」 （ローソン）		1袋
A	顆粒コンソメ	大さじ1/2
	水	150g

トッピング

B	ブラックペッパー、パセリ	各適量

作り方

1 皮をむき、上下を切り落とした玉ねぎをラップで包み、レンジで5分加熱する。

2 耐熱皿に**1**と適当に切ったサラダチキンとAを入れ、レンジで3分加熱する。仕上げにBをトッピング。

材料（1人分）

せん切りキャベツ		150g
A	ほぐしサラダチキン	80g
	フリーズドライ かきたまスープ （市販）	1袋
	キムチ	60g
	水	150g

トッピング

キムチ	適量

作り方

1 耐熱皿にせん切りキャベツを入れてレンジで2分加熱し、Aを加えてレンジでさらに3分加熱する。

2 よく混ぜ合わせ、仕上げにキムチをトッピング。

ピリ辛卵スープ

7分

おなかが満足する食べるスープ。

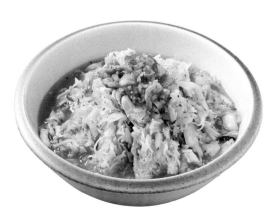

176kcal | タンパク質…25.6g　脂質…3.7g
炭水化物…13.7g

痩せる食べ方 ― 概要編 ―

よく噛んでゆっくり食べれば痩せる？　知られざる咀嚼の効果とは？

あらゆるダイエット法のなかで最も効果的なのは「咀嚼」

誰でも一度は聞いたことがある「よく噛んでゆっくり食べましょう」というセリフ。あなたは、その意味を正しく理解し、実践できていますか？

ダイエットを成功させるには、何を食べるかと同じくらい、どう食べるかも大切です。よく噛んで味わいながらゆっくり食べると、自然と食事量は減るはずです。食事量が減るということは、摂取カロリーが減ることと同義ですから、結果的に痩せることができるのです。まずは、今の自分の食べ方を見直すところから始めましょう。

早食いがNGなのはなぜ？

私たちは、食事をすることで血糖値を上昇させ、それが脳の満腹中枢を刺激することで満腹感を得ています。満腹感は胃の膨らみではなく、脳が感じることなのです。ただし、この一連の作用には約20分かかるといわれています。つまり、早食いをすると脳が満腹感を得る前に食べ終わってしまい、必要以上にカロリーを摂取してしまうのです。

咀嚼の効果

- 便秘解消
- 小顔効果
- 老化防止
- 幸せホルモンとよばれる
  セロトニンを分泌
- 食欲抑制ホルモンである
  レプチンを分泌
- 味覚が適正化されて
  濃い味を求めなくなる

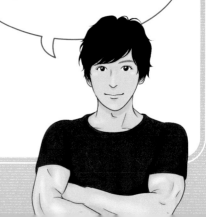

咀嚼は、誰でも今すぐ
お金をかけずに実践できるダイエット！
咀嚼を習慣化する方法は
p118 の実践編をチェック！

罪悪感のない
幸福度高めの
デザート・おやつ

「ダイエット中でも食後のデザートを楽しみたい」
「どうしてもおやつは我慢できない」
そんなわがままを叶える甘いものレシピをご紹介します。
低カロリーなので思う存分、幸せ気分を味わって。

オートミールクレープ

ふわっとメープル香るもちもちの豆乳生地。

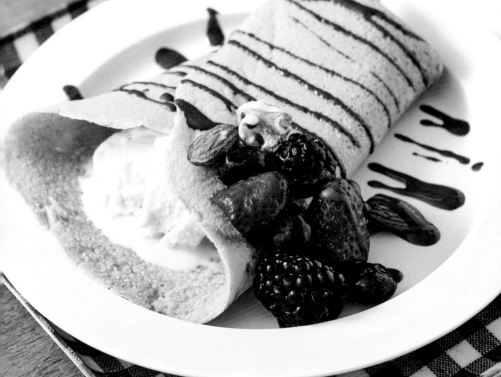

〈10分〉

生地のみ		トッピングあり	
137kcal（1人分）		**241kcal**（1人分）	
タンパク質	6.9g	タンパク質	9.3g
脂質	5.5g	脂質	12.6g
炭水化物	16.3g	炭水化物	34.3g

材料（2人分）

A	オートミール	30g
	豆乳	100g
	卵	1個
	メープルシロップ	小さじ1
	片栗粉	小さじ1

トッピング

B	「SUNAO バニラ」	適量
	冷凍ベリーミックス	適量
	ミックスナッツ	適量
	チョコレートソース	適量

作り方

しっかり混ぜる

1

カップにAを入れてブレンダーで撹拌（かくはん）する。

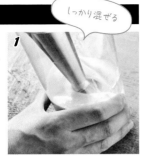

2

熱したフライパンにオリーブオイル（分量外）をひいて拭く。
◊◊◊◊◊
弱火

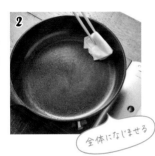

全体になじませる

3

1を半分ほど流し入れ、薄く広げる。

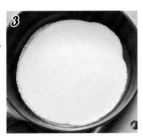

4

2分ほど焼き、ひっくり返してさらに1分焼く。生地の完成。

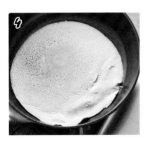

アレンジ

スイーツとしてはもちろん、サラダチキンやツナを巻いておかず系クレープにアレンジしても◎

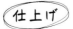 生地にBのトッピング材料を飾る。

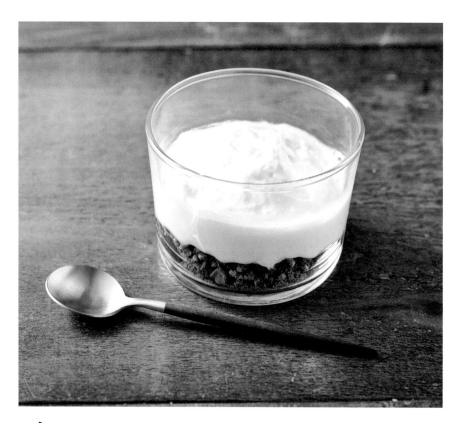

痩せる
チーズケーキ

さっぱりした甘さ控えめチーズケーキ。

159kcal

タンパク質	18.3g
脂質	5.0g
炭水化物	19.2g

材料（1人分）

「1本満足バー プロテインチョコ」	1/3本
A 「オイコス プレーン加糖」	50g
カッテージチーズ（うらごしタイプ）	50g
レモン汁	適量

作り方

1 グラスに細かく砕いた1本満足バーを敷き詰める。

2 ボウルにAを入れてよく混ぜ合わせ、**1**の上に流し入れる。

3 冷蔵庫で一晩寝かせるとできあがり。

プロテイン
チーズケーキ

クリームチーズのような濃厚な味わい。

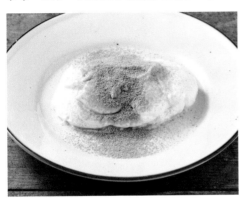

100kcal | タンパク質…11.5g 脂質…0.1g
炭水化物…12.6g

材料（1人分）

「オイコス プレーン加糖」	1個
塩	ひとつまみ
プロテイン粉末 ココア風味	適量

作り方

1 オイコスに塩を加えて混ぜ、キッチンペーパーでくるみ、ざるに入れて水切りをしておく。

2 1を器に盛り、プロテイン粉末をかける。

\\\Point///

オイコスの水切りは、前日に仕込んで一晩冷蔵庫においておくのがおすすめ。

チーズケーキアイス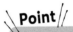

なめらかな口どけでリッチな気分。

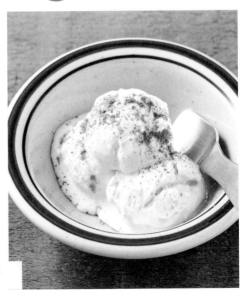

材料（1人分）

A	「SUNAO バニラ」	1/2個
	カッテージチーズ（うらごしタイプ）	50g

トッピング

シナモンパウダー	適量

作り方

1 器にAを入れて混ぜ合わせる。

2 仕上げにシナモンパウダーをトッピング。

97kcal | タンパク質…10.2g 脂質…4.4g
炭水化物…10.7g

豆腐チョコアイス

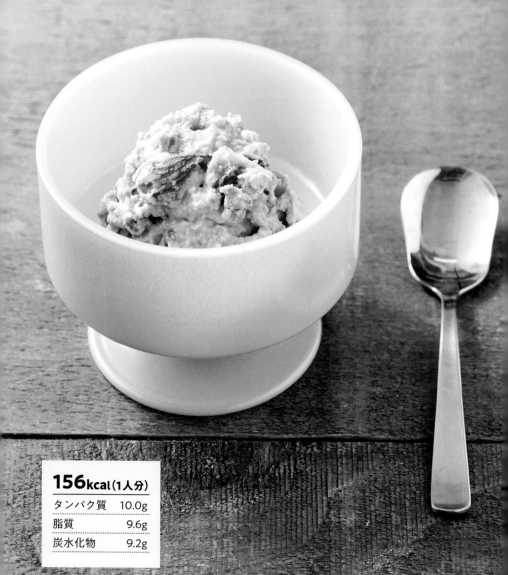

(3時間)

豆腐×オイコスのジェラート風手作りアイス。

156kcal(1人分)

タンパク質	10.0g
脂質	9.6g
炭水化物	9.2g

材料（4人分）

絹豆腐		150g
A	「オイコス プレーン加糖」	1個
	「ラカントS 顆粒」	大さじ1
	「1本満足バー プロテインチョコ」	
		1個
B	くるみ	20g
	アーモンド	20g

下準備
「1本満足バー プロテインチョコ」
は細かく砕いておく。

作り方

水とキッチンペーパーは
すぐに捨てよう

1

絹豆腐をキッチンペー
パーでくるみ、耐熱ボ
ウルに入れてレンジで
加熱する。

2分

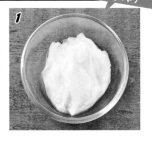

2

豆腐がとろとろになるまで

1にAと細かく砕いた
1本満足バーを入れ、
泡立て器で混ぜる。

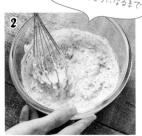

3

バットに2を薄く広げ
て、冷凍庫に2時間ほ
どおく。

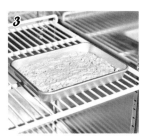

4

冷凍庫から一度取り出
し、Bを加えて軽く混
ぜる。

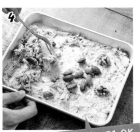

くるみ・アーモンドは砕いてもOK

\\Point//

冷凍庫で冷やし固める時間
で固さが決まります。様子
を見ながら、好みの固さに
調節してください。あまり
を保存するときは、冷蔵保
存がよいでしょう。

仕上げ

再び1時間ほど、好みの固さになるまで
冷凍庫においておく。

109

フレンチトースト (7分)

ほんのり甘い、しっとりふわふわ神スイーツ。

材料(1人分)

「SUNAO バニラ」	1/2個
A 卵	1個
「ラカントS シロップ」	大さじ1
「ブランパン」(ローソン)	2個

295kcal

タンパク質	27.7g
脂質	7.6g
炭水化物	38.3g

作り方

1 耐熱容器にSUNAOを入れて、溶けるまでレンジで加熱する。

2 Aを加えて混ぜ合わせ、適当な大きさにちぎったブランパンを浸す。

3 レンジで40秒加熱し、ブランパンをひっくり返してレンジでさらに40秒加熱する。

4 熱したフライパンに油(分量外)をひいて拭き、表面に焼き色がつくまで弱火でじっくりと焼く。

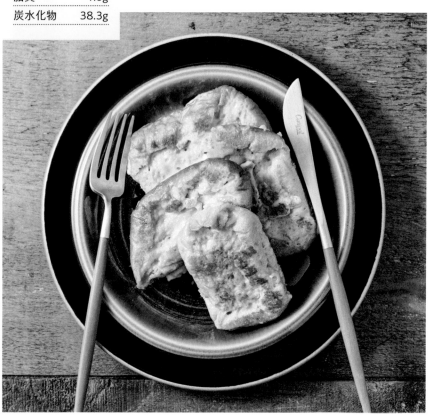

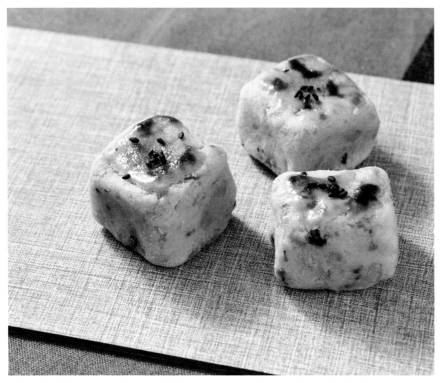

ヘルシースイートポテト （10分）

さつまいもの甘さが絶妙な絶品おやつ。2〜3個を間食に。

材料（3×3×3cm 6個分）

「ほっくりした甘さ さつまいも煮」（ファミリーマート）	2袋
A　豆乳	30g
バター	8g
卵黄	適量
黒ごま	適量

作り方

1 耐熱容器にさつまいも煮を入れて、レンジで1〜2分加熱する。

2 Aを加えて、さつまいもをつぶしながら混ぜる。

3 2を一口大に成形する。表面に溶いておいた卵黄を塗って黒ごまをのせ、焼き色がつくまでトースターで加熱する。

61kcal（1個分）

タンパク質	0.8g
脂質	1.7g
炭水化物	11.4g

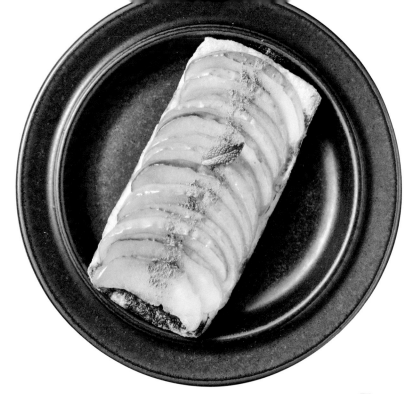

油揚げアップルパイ

サクふわ食感のヘルシーなアップルパイ。

材料（1人分）

油揚げ	1枚
りんご	1/2個
A 「ラカントS 顆粒」	大さじ1
レモン汁	少々

トッピング

シナモンパウダー	適量

アレンジ

りんごを角切りにして、油揚げの袋に入れて包んでも◎

作り方

1 油揚げに熱湯をかけて油抜きをし、キッチンペーパーで水気を取る。

2 耐熱容器に薄切りにしたりんごとAを入れ、軽く和えてレンジで3分加熱する。

3 1の上に2をのせて、焼き色がつくまでトースターで5分ほど加熱する。仕上げにシナモンパウダーをトッピングし、お好みでミントの葉を飾る。

133kcal

タンパク質	4.0g
脂質	5.1g
炭水化物	36.0g

オートミールクッキー

超簡単！ 手を汚さずに作れるザクザククッキー。

材料（直径約6cm 8枚分）

A	オートミール	60g
	バナナ	100g
	豆乳	50g
	ミックスナッツ	適量
	シナモンパウダー	適量

下準備

オーブンを180度に予熱する。

天板にクッキングシートを敷く。

作り方

1 ボウルにAを入れて、バナナをつぶしながら混ぜ、豆乳を加えてさらに混ぜる。

2 生地を1/8ずつスプーンですくって天板に落とし、ミックスナッツやシナモンパウダーをのせる。

3 180度のオーブンで20分ほど焼く。

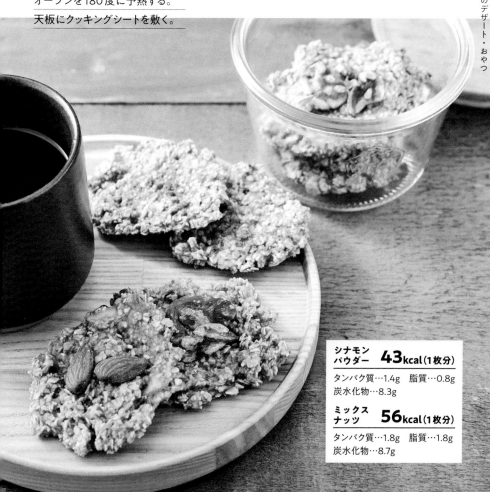

シナモンパウダー	**43kcal**（1枚分）
タンパク質…1.4g　脂質…0.8g	
炭水化物…8.3g	

ミックスナッツ	**56kcal**（1枚分）
タンパク質…1.8g　脂質…1.8g	
炭水化物…8.7g	

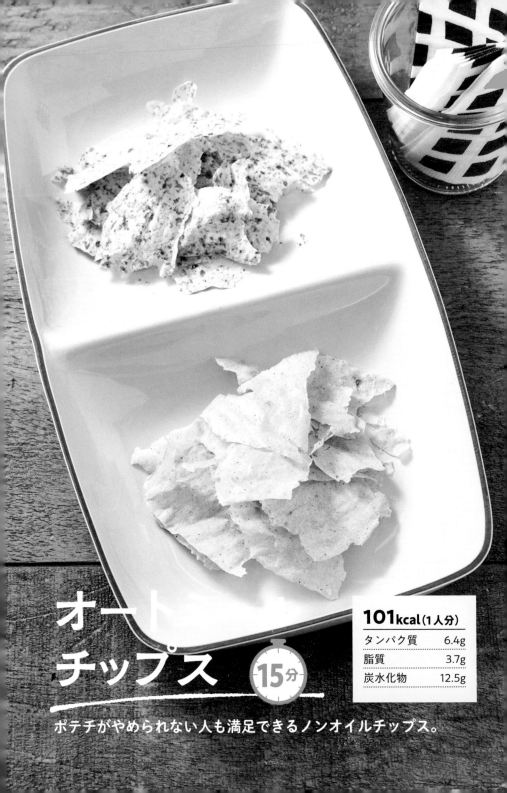

オート
チップス

⏱ 15分

101kcal (1人分)	
タンパク質	6.4g
脂質	3.7g
炭水化物	12.5g

ポテチがやめられない人も満足できるノンオイルチップス。

材料（2人分）

A	オートミール	30g
	絹豆腐	150g
塩、こしょう		各適量
青のり		小さじ1
顆粒コンソメ		小さじ3/4

作り方

オートミールの粒が
なくなるように

1
カップにAを入れてブレンダーで撹拌する。

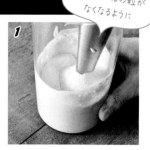

2
1を2等分にして容器に入れ、それぞれに塩、こしょうをする。

3
それぞれ、青のりとコンソメを加えて混ぜ合わせる。

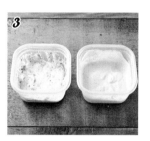

4
耐熱皿にオーブンシートを敷いて3を薄く塗り広げ、レンジで加熱する。

3分

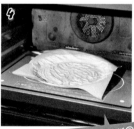

大きめの平皿が@

仕上げ
粗熱が取れたら、手で食べやすい大きさに割る。

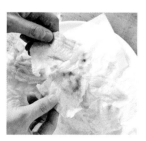

Point

パリッと仕上げるコツは、オーブンシートに、とにかく薄く塗り広げること！スプーンの背を使うのがおすすめです。全量の場合、直径約20cmの平皿で2枚ずつ作ることができます。

4

罪悪感のない幸福度高めのデザート・おやつ

115

痩せるトリュフチョコ

生チョコのような濃厚さ。美味しすぎて食べすぎ注意！

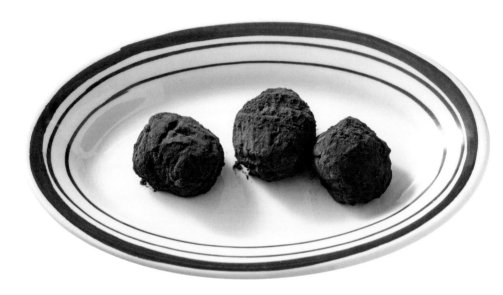

材料（6個分）

A	プロテイン粉末 ココア風味	40g
	お湯	10g
	豆乳	15g
	「ラカント S シロップ」、 はちみつ	各大さじ1
ココア		大さじ1

作り方

1 ボウルにAを入れて練るようにして混ぜ合わせる。

2 1をラップの上に広げて、冷蔵庫で冷やし固める。

3 6等分してそれぞれ丸めて成形し、ココアをまぶす。

43kcal（1個分）

タンパク質	5.0g
脂質	0.8g
炭水化物	4.8g

\\ Point //

1でプロテイン粉末とお湯を先に混ぜておくと、プロテイン粉末がしっかり溶けて粒のないなめらかな口どけになります。

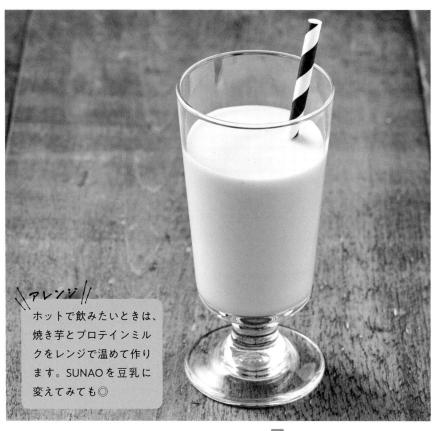

//アレンジ//
ホットで飲みたいときは、焼き芋とプロテインミルクをレンジで温めて作ります。SUNAOを豆乳に変えてみても◎

おいもシェイク （3分）

焼き芋とバニラのふんわりやさしい甘さに包まれる、至福のドリンク。

材料（2人分）

焼き芋	1個（100〜150g）
A プロテインミルク	200g
「SUNAO バニラ」	1個

下準備

焼き芋を冷蔵庫に入れて冷やしておく（冷凍焼き芋を解凍でも可）。

作り方

1 冷えた焼き芋の皮をむく。

2 カップに**1**とAを入れ、ブレンダーで撹拌する。

193kcal（1人分）

タンパク質	9.7g
脂質	2.3g
炭水化物	39.5g

痩せる食べ方 — 実践編 —

義務感がストレスに？　それなら意識するところを変えてみよう！

咀嚼回数が自然と増える状況を作り出す

痩せる食べ方の方法として、具体的には「一口30回以上咀嚼する」「1回の食事に30分以上かける」の2点が大切です。ただ、回数を数えたり、時間を計るのは楽ではありません。意識して長続きさせることも難しいでしょう。

そんなときは、次の5つを意識して、食事に集中してみてください。結果的に咀嚼回数を増やすことができ、満腹感や満足感に変化があるはずです。

1 食べものを口に入れたら舌先にのせる

私たちの舌は、先のほうで味覚を感じ、食べものが奥のほうへ行くと、押し出して飲み込もうと作用します。舌先に食べものをのせた状態で飲み込むことはできないので、味わい、よく噛む状況を作り出すことができます。

2 味わうことを意識する

噛めば噛むほどお米の甘みが増すように、食べものは、噛むことで味をより感じることができます。料理や食材自体を味わうことを意識して、咀嚼回数を増やしましょう。

3 加工食品を減らす

加工食品は柔らかく、少ない咀嚼回数で飲み込むことができるものがほとんどです。のどごしがよい麺料理も要注意。また、ハンバーガーのように何味なのか認識しづらいものは、味わうことを意識するのが難しいでしょう。なるべく肉や魚、野菜などの生鮮食品を選んでみてください。

4 一口食べたら箸をおく

口の中に入れたものがなくなってから箸を手に取り、次の一口を口に運ぶ。そして咀嚼している間は箸をおく。これを繰り返すことで食事時間は自然と長くなるはずです。

5 ながら食べをしない

スマホやテレビに気を取られていると、食事を味わうことを忘れてしまいます。食べることに集中していないので、物足りなさを感じておかわりやデザートを求め、必要以上にカロリーを摂取する原因にも。

Part
5

7分以下でできる
ズボラ弁当

美味しい手作り弁当で午後の活力に。
忙しい朝も、面倒な調理がないズボラ弁当だから続きます。
もちろん、食べごたえも忘れてはいません！
お弁当生活、始めてみませんか？

オートミールの
キンパ風おにぎらず

5分

リピ決定の声続出！　とろ〜りチーズ×キンパの新感覚の美味しさ！

273kcal

タンパク質	23.5g
脂質	8.0g
炭水化物	32.2g

材料（1人分）

キムチ		50g
A	オートミール	30g
	せん切りキャベツ	20g
	ツナ缶	1缶（70g）
	焼肉のタレ	大さじ1
	水	大さじ1
焼きのり		1枚
スライスチーズ		1枚

5

7分以下でできるズボラ弁当

作り方

1

耐熱容器に、みじん切りにしたキムチとAを入れてレンジで加熱する。

`1分半`

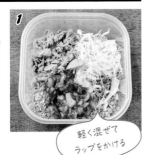

軽く混ぜてラップをかける

2

レンジから取り出したらしっかりと混ぜ合わせる。

3

ラップを敷いて焼きのりをおき、**2**の半分を四角くのせる。

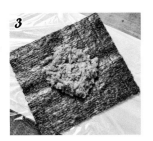

4

スライスチーズと残りの**2**をのせる。

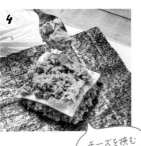

チーズを挟む

5

ラップごとのりで包み、レンジで加熱する。

`1分`

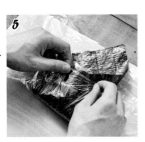

\\アレンジ//

キムチを外して、焼肉のタレをマヨネーズに変えるとツナマヨおにぎらずに。具材と調味料を変えればアレンジ自在です。

オートミールおにぎり (5分)

低カロリーで高栄養。腹持ちも抜群な一石三鳥おにぎり。

材料(1人分)

A	オートミール	60g
	水	100g
B	ツナ缶	1/2缶(35〜40g)
	マヨネーズ	小さじ1
C	鮭フレーク	大さじ1
	塩昆布、いりごま	各ひとつまみ
	焼きのり(1/8サイズ)	2枚

作り方

1 耐熱容器にAを入れて、レンジで1分加熱する。

2 取り出したらしっかり混ぜて2等分する。

3 2の一方は混ぜ合わせたBを中に入れ、もう一方はCを混ぜ込んでにぎる。それぞれのりをまく。

305kcal ※

タンパク質	17.8g
脂質	8.2g
炭水化物	43.4g

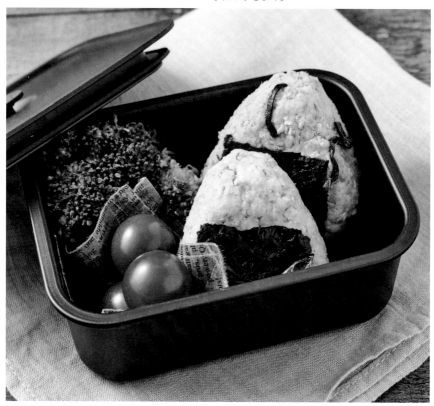

※添え野菜はカロリーに含みません。

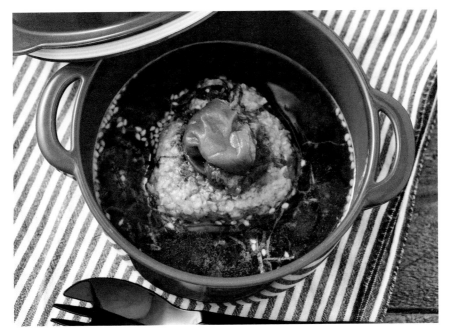

焼きおにぎり茶漬け

香ばしい焦がししょうゆがたまらない！

材料（1人分）

A	オートミール	30g
	水	50g
しょうゆ		小さじ1
大葉		1枚
B	梅干し	1個
	塩昆布	3g
	和風顆粒だし	小さじ1/2
	いりごま	ひとつまみ
お湯		150g

作り方

1 耐熱容器にAを入れてレンジで1分加熱し、しっかりと混ぜる。ラップで包み、おにぎり形に成形する。

2 熱したフライパンにごま油（分量外）をひいて**1**を焼き、途中しょうゆを加えて焦げ目をつけて両面を焼く。

3 **2**と刻んだ大葉、Bを容器に入れ、食べる直前にお湯を注ぎ入れる。

147kcal

タンパク質	6.0g
脂質	3.3g
炭水化物	24.4g

123

イタリアンリゾット

まろやかクリーミーなトマトベースのリゾット。

材料（1人分）

A	オートミール	30g
	ツナ缶	1缶（70g）
	フリーズドライ ミネストローネ（市販）	1袋
	豆乳	200g

トッピング

パセリ	適量

下準備

スープジャーに熱湯を入れて温めておく。

作り方

1 スープジャーにAを入れて混ぜる。

2 マグカップに豆乳を入れてレンジで温め、**1**に加えてさらに混ぜる。

3 蓋をして数時間おく。食べる前にかき混ぜてパセリをトッピング。

321kcal

タンパク質	23.5g
脂質	10.0g
炭水化物	36.3g

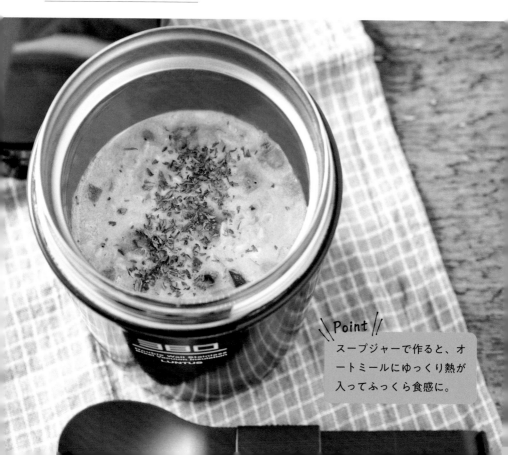

\\Point//
スープジャーで作ると、オートミールにゆっくり熱が入ってふっくら食感に。

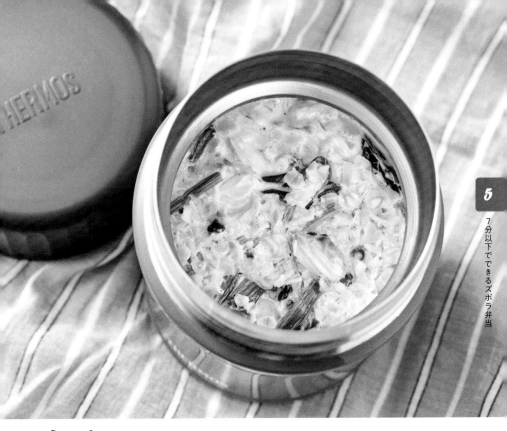

あさりの クリームリゾット ⏱5分

あさりのミネラルたっぷり！　コク深い味わい。

材料（1人分）

オートミール	30g
あさり水煮缶	1缶（150g）
冷凍ほうれん草	50g
顆粒コンソメ	小さじ2
豆乳	150g

下準備

スープジャーに熱湯を入れて温めておく。

作り方

1 耐熱容器に材料をすべて入れてかき混ぜ、ラップをかけてレンジで4分加熱する。

2 スープジャーに移す。

341kcal

タンパク質	33.4g
脂質	10.9g
炭水化物	33.8g

125

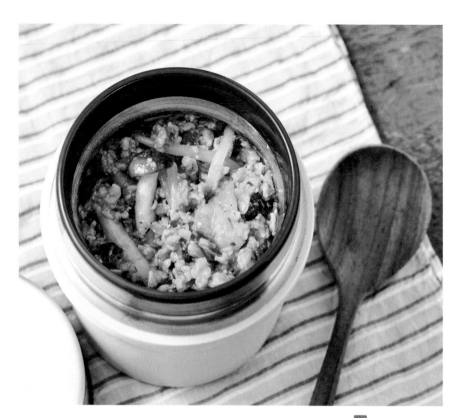

ユッケジャンクッパ （7分）

きのこの旨味たっぷり！ 味付けは潔くスープにお任せ！

材料（1人分）

A	しめじ、もやし	各50g
B	キムチ	40g
	フリーズドライ ユッケジャン スープ（市販）	1袋
	オートミール	30g
	水	150g

下準備

スープジャーに熱湯を入れて温めておく。

作り方

1 耐熱容器にAを入れて、ラップをかけてレンジで1分半加熱する。

2 別の耐熱容器にBを入れて、レンジで4分加熱する。

3 1と2を混ぜ合わせ、スープジャーに移す。

186kcal

タンパク質	10.8g
脂質	4.5g
炭水化物	30.1g

かぼちゃスープ

かぼちゃをしっかりつぶしてポタージュ風にしても◎

材料（1人分）

かぼちゃ煮（市販）	95g
冷凍ほうれん草	50g
豆乳	150g
顆粒コンソメ	小さじ2

下準備

スープジャーに熱湯を入れて温めておく。

作り方

1 耐熱容器に材料をすべて入れ、かぼちゃをつぶしながら混ぜてレンジで4分加熱する。

2 混ぜ合わせ、スープジャーに移す。

219kcal

タンパク質	9.0g
脂質	6.5g
炭水化物	34.0g

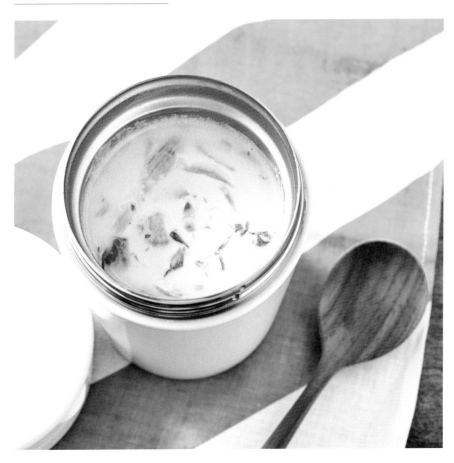

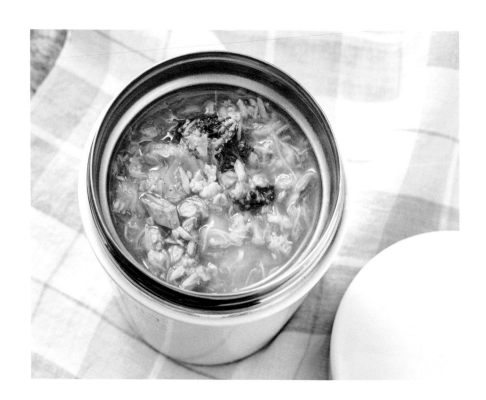

スープカレー (5分)

キャベツの甘みとスパイシーなカレー風味が絶妙にマッチ！

材料（1人分）

ツナ缶	1缶（70g）
せん切りキャベツ	75g
冷凍ブロッコリー	50g
オートミール	30g
カレー粉	小さじ1
中濃ソース	大さじ1
水	150g

下準備
スープジャーに熱湯を入れて温めておく。

作り方

1 ツナ缶の汁は切らず、耐熱容器に材料をすべて入れて混ぜ合わせ、ラップをかけてレンジで4分加熱する。

2 スープジャーに移す。

222kcal

タンパク質	18.6g
脂質	2.8g
炭水化物	30.8g

Part
6

手軽に
カロリーコントロールできる
ミールプレップ

ミールプレップは栄養バランスを考えた作り置き食のこと。

3食のうち、どれかを置き換えてみて。

ダイエット初心者でも簡単に食事管理ができます。

何より、作り置きは圧倒的にラク！

丸ごと冷凍保存できるから、お弁当にもぴったりです。

チキンとブロッコリーの ヘルシーミールプレップ

⏱ 1時間

タンパク質をしっかり摂れる、基本のミールプレップ。

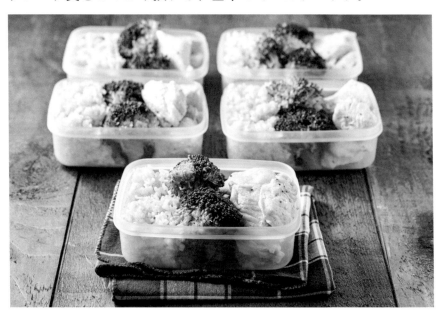

材料（5食分）

ブロッコリー	400g
玄米	200g
（炊き上がりは約500g、 パックご飯でも可）	
鶏むね肉（皮なし）	600g
塩、こしょう	各少々

作り方

1 ブロッコリーは小房に分けてゆでて、玄米は炊いておく。

2 鶏むね肉を一口大に切って塩、こしょうをする。熱したフライパンにオリーブオイル（分量外）をひいて拭き、炒める。

3 5つの容器に**1**と**2**を詰めて冷蔵または冷凍で保存する。

\\Point//

玄米は主に炭水化物です。自身の目的に合わせた摂取量を目安に、バランスを調整しましょう。

308kcal（1食分）

タンパク質	35.1g
脂質	3.8g
炭水化物	41.0g

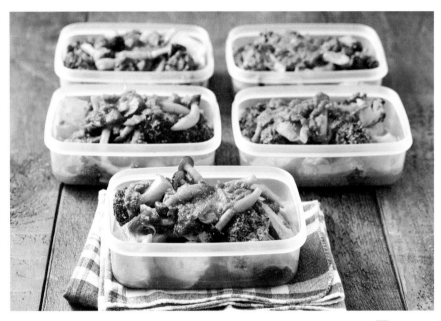

トマトチキン煮込み

しっかり煮込んで酸味なし！　素材の旨味を閉じ込めた一品。

材料（5食分）

鶏むね肉（皮なし）		600g
塩、こしょう		各少々
にんにくチューブ		小さじ1
ブロッコリー		500g
しめじ		200g
A	カットトマト缶	400g
	豆乳	100g
	顆粒コンソメ、中濃ソース	各大さじ1
	ケチャップ	大さじ3

作り方

1 鶏むね肉を一口大に切って塩、こしょうをしておく。

2 熱したフライパンにオリーブオイル（分量外）をひいて拭き、にんにくを加えて、**1**、小房に分けたブロッコリー、しめじの順に炒める。

3 Aを加えて火が通るまでしっかり煮込む。5つの容器に詰めて、冷蔵または冷凍で保存する。

225kcal（1食分）

タンパク質	36.2g
脂質	4.1g
炭水化物	18.3g

\\ Point //

ブロッコリーはすじを取った茎もいっしょに煮込みましょう。房とは違った食感で味もよく、栄養も豊富です。

カロリー別索引

カロリー表示は特に指定がない場合、1人分の値です。
タンパク質・脂質・炭水化物については各レシピページでご確認ください。

staff

装丁 ——————— 藤崎キョーコ

本文デザイン・DTP—— 大谷孝久（cavach）

撮影 ——————— 奥村亮介（STUDIO BANBAN）

スタイリング ———— 片野坂圭子

調理 ——————— 山口真弓

調理アシスタント ——— 前田朋子

イラスト —————— こずまも

校正 ——————— 鴎来堂

営業 ——————— 三条凪

進行 ——————— 武田惟

編集協力 ————— 株式会社 童夢

編集 ——————— 千葉由貴子

じゅん

「とりあえずこれ食べとけば痩せるよ」を
コンセプトに、SNSで日々レシピを発信す
るダイエット飯研究家。簡単ヘルシーか
つ食べごたえのあるダイエット飯が話題
となり、SNS総フォロワーは約30万人に
のぼる（2021年5月現在）。パーソナルト
レーナーとしても活動中。

Twitter @DietMan40
Instagram @dietman40

痩せるズボラ飯

2021年6月23日　初版発行
2021年8月5日　　3版発行

著　者　じゅん

発行者　堀内大示

発　行　株式会社KADOKAWA
　　　　〒102-8177　東京都千代田区富士見2-13-3
　　　　電話 0570-002-301 (ナビダイヤル)

印刷所　大日本印刷株式会社

●お問い合わせ

https://www.kadokawa.co.jp/ (「お問い合わせ」へお進みください)
※内容によっては、お答えできない場合があります。
※サポートは日本国内のみとさせていただきます。
※ Japanese text only

定価はカバーに表示してあります。